AF901767

Carl-Auer

Ich widme dieses Buch all jenen Kollegen,
die meine Begeisterung teilen,
anderen zu helfen, sie selbst zu werden.

Danie Beaulieu

Impact-Techniken für die Psychotherapie

Aus dem Französischen von Gisela Dreyer

Neunte Auflage, 2025

Reihengestaltung: Uwe Göbel
Umschlagillustration: Thorsten Hönig
Redaktion: Christa Preisendanz
Satz: Drißner-Design u. DTP, Meßstetten
Printed in Germany
Druck und Bindung: CPI books GmbH, Leck

MIX
Papier | Fördert gute Waldnutzung
FSC® C083411
www.fsc.org

klimaneutral
Mehr Bäume. Weniger CO_2

Neunte Auflage, 2025
ISBN 978-3-89670-444-3 (Printausgabe)
ISBN 978-3-8497-8282-5 (ePub)

Illustrationen: Christian Daigle

Bibliografische Information der Deutschen Nationalbibliothek:
Die Deutsche Nationalbibliothek verzeichnet diese Publikation
in der Deutschen Nationalbibliografie; detaillierte bibliografische
Daten sind im Internet über http://dnb.d-nb.de abrufbar.

Informationen zu unserem gesamten Programm, unseren Autoren
und zum Verlag finden Sie unter: **https://www.carl-auer.de/**
Dort können Sie auch unseren Newsletter abonnieren.

Carl-Auer Verlag GmbH
Vangerowstraße 14 • 69115 Heidelberg
Tel. +49 6221 6438-0 • Fax +49 6221 6438-22
info@carl-auer.de

Inhalt

Vorwort

Von Kurt Tucholsky stammt die Aussage: »Ich habe Erfolg, aber ich habe keinerlei Wirkung.« Danie Beaulieu demonstriert in diesem Buch, wie man Wirkung und Erfolg zugleich erzielt.

Als ich auf Empfehlung von Jeffrey Zeig auf einer Internationalen Tagung einen Workshop von Danie Beaulieu besuchte, war ich von der sprühenden Kreativität der sympathischen Kollegin aus Kanada sehr beeindruckt. Sie bezog sich auf Fallbeispiele von Milton Erickson und erzählte viele eigene prägnante Fallbeispiele ihres »Impact«-Ansatzes.

Eines ihrer Impact-Beispiele von Milton Erickson habe ich in verschiedenen Varianten von Kollegen gehört, die bei Milton Erickson zu Besuch waren. Erickson sitzt bei diesen Besuchen schon im Rollstuhl und hat fortgeschrittene Lähmungen. Neben seinem Rollstuhl liegt ein großer Granitstein. Erickson versucht mühsam, diesen Stein zu sich in den Rollstuhl zu hieven, und verweigert die Hilfsangebote seines Besuchers. Zitternd schafft er es schließlich und hält den Stein vor sich in Brusthöhe. Dann schmeißt er den Stein plötzlich und blitzschnell in Richtung Schoß seines Besuchers. Der Besucher zuckt zusammen und fängt den Stein abwehrend. Es ist aber kein Stein, sondern federleichter Schaumstoff, der einem Stein täuschend ähnlich sieht. Erickson kommentiert: »Die Dinge sind nicht immer so schwer, wie sie aussehen, nicht wahr?«

Ich habe auch schon Varianten gehört, bei denen Erickson einen Besucher bat, den Stein für ihn aufzuheben. Da der »Stein« schwer wirkt, geht der hilfsbereite Helfer mit Kraft und Elan an die Sache. Er reißt sich dadurch regelrecht mit Schwung in eine aufrechte Haltung – Erickson suggeriert ihm damit implizit für die Zukunft eine aufrechtere Körperhaltung.

Mit solch strategisch geplanten Inszenierungen versah Erickson öfters seine Suggestionen mit unvergesslichem »Impact«.

Danie Beaulieu erzählte in ihrem Seminar ein eigenes Beispiel:

Eine Patientin beklagt sich: Ich wurde missbraucht. Alle treten auf mir herum. Ich bin nichts wert. Die Therapeutin holt einen 20-Dollar-Schein aus der Geldbörse und fragt die Patientin: Was ist der Wert dieser Banknote? Die Patientin nennt irritiert den Wert der Banknote.

Die Therapeutin zerknüllt den Geldschein, wirft ihn auf den Boden, tritt auf ihm herum, hebt ihn wieder auf und entfaltet ihn mit der Frage: Was ist der Wert dieses Geldscheines?

Es sind diese kreativen Bilder, Symbole, Metaphern, die über alle Sinneskanäle bleibenden Eindruck (= Impact) beim Patienten hinterlassen.

Diese kreativen Impact-Techniken lassen sich in Therapie, Beratung, aber auch in Pädagogik und Erziehung zur nachhaltigen Intensivierung der Prozesse vielfältig verwenden. Sie sind nicht an ein Therapieverfahren gebunden und lassen sich mit verschiedenen Therapiemodellen kombinieren. Suggestionen, Ratschläge, Impulse bleiben dadurch länger im Gedächtnis, sie entfalten sich sozusagen mit einer Depotwirkung.

Von Peter Bamm stammt der Ausspruch: Frauen sind erstaunt, was Männer alles vergessen. Männer sind erstaunt, woran Frauen sich erinnern.

Danie Beaulieu hilft Männern wie Frauen beruflich wie privat, unvergessliche Erinnerungen zu kreieren und davon zu profitieren.

Bernhard Trenkle

Vorwort der Autorin

Was sind Impact-Techniken? Eine mögliche Antwort könnte wie folgt lauten: ein von Ed Jacobs (1994), Professor an der Universität von West Virginia, entwickeltes Verfahren. Kennzeichnend für die Impact-Therapie sind ihr Eklektizismus und die synergetische Integration verschiedener zeitgenössischer psychotherapeutischer Modelle, insbesondere der Erickson'schen Hypnose, der lösungsorientierten Psychotherapie, des NLP (Bandler 2003), der Rational-Emotiven Therapie RET (Ellis 2003), der Transaktionsanalyse (Goulding 1999), der Gestalttherapie (Perls u. Goulding 1976) und seit kurzem auch der Theorie der Pro-Aktion.

Impact-Techniken sind wirksam, weil sie es den Klienten in der Therapie ermöglichen, schneller und dauerhafter wichtige Botschaften aufzunehmen. Denn sie beachten mnemotechnische Prinzipien, die es dem Gedächtnis gestatten, Informationen leicht und nachhaltig aufzunehmen. Die Impact-Therapie wird durch die Verwendung von Erinnerungstechniken (Mnemotechniken) charakterisiert: eine Kommunikation, die alle Sinne anspricht und sich in den verschiedenen Ausdrucksformen des Körpers zeigt. Es geht dabei also darum, nicht allein die Ohren, sondern ebenso die Augen und die Gesamtheit der sensorischen Modalitäten anzusprechen. Das Gedächtnis versteht mehr als nur Worte! Das ist vor allem bei der Arbeit mit Kindern und Klienten zu beachten, die sich nur begrenzt verbal auszudrücken vermögen.

Diese Erkenntnisse wurden zwar in zahlreichen Untersuchungen, Forschungsarbeiten, Büchern und anderen Publikationen beschrieben, fanden aber aus mir unerklärlichen Gründen in der Psychotherapie bisher kaum Beachtung. Tatsache ist, dass Werbefachleute diese zeitgemäßen Kenntnisse sehr gezielt zu nutzen verstehen. Sie setzen sie ein, um Würstchen, Zigaretten oder Bier zu verkaufen!

Sie scheinen mehr über Gedächtnisfunktionen zu wissen als die meisten Psychotherapeuten. Es genügt, sich die Wirkung einer nur selten wiederholten 3-Sekunden-Werbung vor Augen zu führen! Es gelingt damit, das Konsumverhalten geschickt zu beeinflussen, ohne dass es der Verbraucher bemerkt und ohne seinen Widerstand dagegen zu mobilisieren. Wir können dieses Vorgehen zwar kritisieren, aber seine Wirksamkeit nicht leugnen. Die Werbefachleute nutzen ein Wissen, das auch jeder Therapeut besitzen sollte. Mit diesen Lerntechniken könnte die therapeutische Wirkung vor allem bei den Klienten gesteigert werden, die auf die konventionellen, rein verbalen Methoden nicht ausreichend ansprechen.

Mit diesem Buch möchte ich Ihnen ein Wissen zur Verfügung stellen, das Sie leicht in Ihre tägliche Arbeit integrieren können. Darüber hinaus geht es mir darum, Ihnen eine Fülle von Techniken der Impact-Therapie zu vermitteln, die Sie unabhängig von Ihrer psychotherapeutischen Grundrichtung verwenden können. Ich würde mir wünschen, dass Sie beim Lesen dieses Buches neue Verfahrensweisen entdecken und motiviert werden, noch kreativer und mit Dynamik und Enthusiasmus Ihre Arbeit zu gestalten. Dazu wünsche ich Ihnen viel Erfolg, Spaß beim Lesen und zahlreiche neue Einsichten.

Danie Beaulieu

Die Grundlagen der Impact-Techniken

Wenn ich Impact-Techniken erkläre oder anwende, lösen sie häufig Reaktionen des Erstaunens aus: Die Zuhörer sind überrascht, dass mit nur wenigen Objekten und einfachen Interventionen eine große Wirkung erzielt werden kann. Das ist nicht erstaunlich, wenn man weiß, wie Gehirn und Gedächtnis funktionieren. Ich möchte daher die 8 Grundprinzipen der Mnemotechniken darstellen, mit denen es in der Psychotherapie möglich ist, schneller und leichter Spuren im Gedächtnis zu hinterlassen.

Erstes mnemotechnisches Prinzip: Das multisensorische Lernen

Der Mensch lernt am besten unter Einsatz all seiner Sinne, nicht nur der Ohren, dem bevorzugten Kanal in der Psychotherapie. Dabei ist das audiophone System aus neurophysiologischer Sicht das am wenigsten entwickelte und vor allem das unzuverlässigste. Kommt es nicht oft vor, dass ein Klient nicht richtig zuhört und etwas anderes versteht, als der Therapeut meinte? Eine verfehlte Kommunikation beeinträchtigt die Motivation des Therapeuten und die Therapeuten-Klienten-Beziehung. Es führt auf beiden Seiten zu einer Demotivation. Häufig tröstet man sich mit der Bemerkung »Er war noch nicht so weit« oder »Ich habe alles versucht«. Das heißt im Grunde: »Ich habe alles gesagt, was ich konnte, er versteht es nicht, ich kann ihm nicht helfen.«

Glücklicherweise gibt es noch andere, oft wirksamere Kanäle, über die ein Mensch erreicht werden kann. Hier sind vor allem die Augen zu nennen, das visuelle System. Wussten Sie, dass 60 % der Informationen, die ins Gehirn gelangen, über die Augen vermittelt werden? Wer von uns hat gelernt, mit den Klienten über die Augen zu kommunizieren? Glauben Sie, dass eine Werbung im Radio wirksamer ist als ein Fernsehspot? Und wenn nicht, warum ist das so? Die Antwort ist klar. Wenn man nicht nur die verbalen Zentren des Gehirns anspricht, sondern sich auch an die Augen richtet, erhöht sich die Wirksamkeit. Für den Impact-Therapeuten bedeutet das, dass die wesentliche Frage nicht lautet »Wie kann ich es meinen Klienten sagen?«, sondern vielmehr »Wie kann ich es ihm zeigen oder auf andere Weise erfahrbar machen?«.

Wissenschaftliche Untersuchungen belegen immer wieder, dass eine kortikale Reaktion in den auditiven und visuellen Hirnregionen deutlicher ist, wenn eine bimodale sensorische Stimulation statt allein einer unimodalen visuellen oder auditiven Stimulation erfolgt. In anderen Worten, es wird eine größere Anzahl von Neuronen aktiviert, wenn eine Botschaft visuelle *und* verbale Attribute enthält, verglichen mit einer Fülle von Einzel-Stimulationen (Calvert et al. 1999, 2000, 2001; Calvert 2001). Das Hinzufügen der visuellen Dimension macht es möglich, wirksamer und von sich heraus bestimmte Regionen des Gehirns in den mnestischen Funktionen zu aktivieren (Grady et al. 1997).

Beispiel für die Anwendung des multisensorischen Prinzips in der Psychotherapie

Ein Junge mit allen Voraussetzungen für einen guten Schüler versagt in der Schule, weil er sich nicht genug anstrengt. Kinder spüren sehr deutlich, wenn ihnen ein Erwachsener etwas beibringen will. Schon vor dem ersten Wort verschließen sie ihre Ohren! Kennen Sie das? Und doch, jedes Kind reagiert auf eine Überraschung! Um den Widerstand des Jungen zu umgehen und um auch die anderen Sinne anzusprechen, setzen wir einen visuellen oder einen kinästhetischen Reiz, indem wir beispielsweise einige Becher aus Styropor vor ihn stellen und ihn auffordern, sie den verschiedenen »Bereichen« seines Lebens zuzuordnen (Rollerblades, Internet, Freunde, Fernsehen, Videospiele etc.), den letzten für die Schule. Es löst eine völlig andere Reaktion aus: Statt sich zu rechtfertigen, versucht er zu verstehen, was das soll. Will man ihn zusätzlich körperlich ansprechen, kann man ihm ein Glas Wasser in die Hand geben und erklären, dass dieses Glas seine gesamte Energie enthält. Er möge diese nun in die verschiedenen Becher füllen und zeigen, was in der vergangenen Woche mit seiner Energie geschah. Der Junge soll jeweils so viel Wasser in die einzelnen Becher schütten, wie er Zeit mit den verschiedenen Aktivitäten verbracht hat. Da die Schule an letzter Stelle steht, bleibt nicht mehr viel Energie für diesen Teil des Lebens übrig.

Es besteht eine direkte proportionale Beziehung zwischen unserem Engagement für eine Sache und den Ergebnissen, die wir darin erreichen. Deshalb ist es leicht *zu sehen*, warum es in der Schule nicht klappt. Natürlich kann es ihm auch *gesagt* werden, aber wenn seine Augen es *nicht* verstanden haben, kommt die Botschaft oft nicht wirklich an. Die Ärztin und Neurophysiologin Guillemette Isnard hebt hervor: »Eine Information wird integriert, wenn alle Sinne angesprochen werden« (1990).

Der Junge verfügt nun über drei Schlüssel für die gleiche Information: den verbalen, den visuellen und den kinästhetischen Schlüssel. Alle drei Sinne arbeiten synergetisch und wiederholen die gleiche Botschaft. Wenn mehr Neuronen angesprochen werden, verstärkt sich die Reaktion. Es ist das Gleiche, wie wenn drei Personen einen schweren Gegenstand schieben: Es ist leichter zu dritt als allein.

Eine kleine Inszenierung gibt Ihnen die Möglichkeit zu explorieren und gleichzeitig neue Ideen zu »säen«. So können Sie beispielsweise das Wasser wieder in das Ausgangsglas zurückschütten und den Jungen auffordern, Ihnen zu zeigen, was er tun muss, um besser in der Schule klarzukommen. Damit ist ebenfalls der Körper angesprochen, seine Möglichkeiten und seine Lesart. Es ist nicht so bedeutend, wenn sich der Klient verbal widersetzt, denn der Körper hat die Information aufgenommen. Im Übrigen können Sie beim nächsten Gespräch diese Erfahrung wieder einbringen und die zu Beginn oft notwendige Aufwärmphase erheblich verkürzen. Der Becher wird zum Messgerät und zeigt an, was in der vorangegangenen Woche geschehen ist: Was hat der Junge in dieser Zeit mit seiner Energie gemacht? In welchen Becher gelangte sie? Konnte er sein Ziel erreichen?

Diese Übung ist für Kinder geeignet, die sich zu viel mit ihren Freunden und ihren außerschulischen Aktivitäten beschäftigen, sowie für diejenigen, die zu sehr auf Probleme fokussieren wie z. B. die Scheidung der Eltern, Streit mit Freunden, Fremd- und Selbstabwertung. Diese Technik ist auch für Erwachsene geeignet, um bei ihnen ein Nachdenken darüber auszulösen, womit sie sich in ihrem Alltagsleben am meisten beschäftigen.

Es sind oft nur wenige Worte nötig, um eine solche Erfahrung zu vermitteln. Die Information wird evident, und die Aufnahme erfolgt auf eine neue Weise, nicht nur kognitiv.

Kindern fällt es besonders schwer, die richtigen Worte zur Beschreibung ihrer Gefühle zu finden. Deshalb nutzt die Impact-Technik die kindliche Spontaneität und Transparenz. So können sie sich in einer Situation, die eine implizite Sprechweise auslöst, kompetent fühlen. Auch Erwachsene und Jugendliche fühlen sich durch die konkrete und gleichzeitig einfache Wirksamkeit angesprochen. Sie erleben sich als intelligent, weil sie die Botschaft schnell erfassen und leicht integrieren können. All diese Aspekte fördern nicht nur einen besseren Einsatz des Gedächtnisses und eine Steigerung der Motivation, sondern auch eine Verbesserung der therapeutischen Beziehung.

Dies bedeutet aber keineswegs, dass wir die verbale Ebene vernachlässigen sollten. Was im psychotherapeutischen Kontext unmöglich und im Übrigen für den Prozess nachteilig wäre. Wörter besitzen eine außergewöhnliche Macht. Die Werbeleute von McDonald wissen das sehr gut. Haben Sie jemals gehört, dass in Werbetexten von einem Mikrowellengerät, von fettreichen Nahrungsmitteln oder von tiefgefrorenen Produkten gesprochen wird? Natürlich nicht! Die Werbeleute wählen attraktive Bezeichnungen, die beim Verbraucher Wünsche hervorrufen; es sind Wörter, die den Kunden ansprechen und sein Interesse wecken, wie z. B. »köstlich«, »frisch«, »schnell«, »idealer Ort für ein Familienfest mit Kindern«.

In einem Experiment über die Kraft der Wörter wurden einer Gruppe von Versuchspersonen Fotos von zwei schönen Frauen gezeigt. Sie wurden aufgefordert zu sagen, welche der beiden Frauen ihnen am besten gefiel. Die erste Erhebung gab ein 50:50 Resultat. Dann wurde das Experiment wiederholt, wobei die Versuchspersonen informiert wurden, dass die eine Frau Jennifer heißt und die andere Gertrud. Nun erhielt Jennifer 80 % der Stimmen (Bottini et al. 1994). Wörter aktivieren im Innern bestimmte Register, die mit früheren Erfahrungen assoziiert sind. Jedes Wort hat spezifische Auslöser. Es müssen also Verbindungen angesprochen werden, die es dem Klienten erlauben, an gewünschte Handlungen und Überlegungen anzuknüpfen. Wenn wir also Fragen stellen wie »Fühlen Sie sich depressiv?«, »Haben Sie schon mal an Selbstmord gedacht?« oder auch »Worin besteht Ihr Problem?«, veranlasst dies den Klienten, sich gerade auf das zu konzentrieren, was nicht gut läuft. Wenn Sie aber fragen »Welche Veränderungen möchten Sie in Ihrem heutigen Leben erreichen?« oder »Was möchten Sie gegenwärtig verbessern?«, dann wird es dem Klienten möglich, seine Aufmerksamkeit auf das zu richten, was er erreichen möchte, d. h. er kann »proaktiv« werden.

Weiter ist es so, dass Aussagen, in denen Metaphern verwendet werden, die rechte Gehirnhälfte mehr ansprechen, während eine rein explizite Sprache sich eher an die linke Gehirnhälfte richtet (Bottini et al. 1994; Brownell et al. 1990, Faust a. Weisper 2000). Diese Information ist unter der Annahme wichtig, dass dabei tausende Neuronen aktiviert und miteinander in Verbindung gebracht werden, was wiederum die Gehirnleistung erhöht. Dies bewirkt eine bessere Kommunikation zwischen unseren Sinnesorganen und den kortikalen Bereichen des Gehirns, wodurch die Wahrnehmung und die Interpretation der äußeren Welt angemessener erfolgen (Isnard 1990).

Das Verbale hat eine außergewöhnliche Wirkung auf das Gedächtnis, aber dazu ist es erforderlich, sein volles Potenzial zu nutzen.

Zweites mnemotechnisches Prinzip: Abstrakte Konzepte konkret machen

Was haben folgende Werbetexte gemeinsam? Ein WC-Papier wird mit der Weichheit kleiner Kätzchen in Verbindung gebracht; eine Versicherungsgesellschaft benutzt das Bild eines Elefanten als Symbol für Kraft, Langlebigkeit und Würde; ein Hersteller von Haushaltsgeräten zeigt einen sich langweilenden Techniker und verweist damit auf die Zuverlässigkeit seiner Produkte. Jeder versucht, dem Verbraucher durch konkrete Symbole abstrakte Kategorien nahe zu bringen. Warum tun sie das? Das ist sehr einfach: Das Gehirn speichert konkrete Informationen leichter als abstrakte. Warum sollten wir diese Erkenntnis nicht auch in der Arbeit mit unseren Klienten nutzen?

Als mein Sohn 9 Jahre alt war, sagte seine Lehrerin eines Tages im Unterricht: Solidarität, gegenseitiger Respekt und gute Zusammenarbeit sind sehr wichtig. Als ich von einem Elternabend nach Hause kam, bei dem die Lehrerin sehr viel über Rechtsphilosophie gesprochen hatte, fragte ich meinen Sohn, was er unter »Solidarität« verstehe. Ich wusste, dass es ein neuer Begriff für ihn war. Er antwortete mit ernster Miene: »Das ist ganz wichtig für Luise!«[1] »Aber weißt du denn, was das Wort bedeutet?«, wiederholte ich meine Frage. Er gab die gleiche Antwort. Er hatte mit Körper und Augen verstanden, wie bedeutsam das Wort für die Lehrerin war, aber er hatte keine Ahnung, worum es sich handelte. Ich bin dem ein wenig nachgegangen, und mir wurde klar, dass er sich eine Bedeutung gebastelt hatte auf der Grundlage des Wortes »solide«, das er bereits kannte. Jedes Mal, wenn die Lehrerin von »Solidarität« sprach, verstand mein Sohn »solide« und dass er so »stark wie ein Eisenträger« sein müsse. Dies ist kaum förderlich für erfolgreiches Lernen!

1 Anm. d. Übers.: die Lehrerin

Als die Lehrerin feststellte, dass auch die anderen Schüler nicht verstanden hatten, was sie mit so viel Engagement hatte sagen wollen (ich war erleichtert, dass es nicht allein mein Sohn war), bat sie mich, den Schülern durch den Einsatz von Impact-Techniken ihre Aussagen verständlicher zu machen. Ich regte an, eine Art Puzzle mit 30 Teilen einzusetzen und jedem Schüler (sie waren 26 in der Klasse) ein Puzzleteil zu geben; die letzten vier Teile waren für die Fachlehrer bestimmt. Den Kindern machte dieses Spiel Spaß, sie verbanden damit auch »Ich kann es schaffen!«. Sie erfuhren dabei, dass jedes Teil verschieden ist, dass es seinen richtigen Platz benötigt und dass es richtig eingeordnet werden muss, um ein befriedigendes Ergebnis zu erzielen. Damit war für die Rolle jedes Kindes eine passende Analogie gefunden: Jedes Kind muss seinen Beitrag leisten, die Schüchternen müssen begreifen, dass auch ihr Beitrag wichtig ist und dass das »Puzzleteil« des anderen respektiert werden muss, d. h., auch sein Beitrag ist für das Gesamtbild erforderlich.

Diese Metapher zeigt weiter, dass es sehr unterschiedliche Teile in einer Gesamtheit gibt. Es gibt einige, die an den Rand gehören, die sich lieber zurückhalten, weil sie nicht so gerne mit vielen Menschen zu tun haben. Dann gibt es Teile für die Mitte, für diejenigen, die immer im Mittelpunkt stehen wollen, immer den Arm in der Luft haben, um Fragen des Lehrers zu beantworten, und viele Freunde haben! Dann gibt es noch die Seitenteile, die sich gerne den Bedürfnissen der anderen anpassen: Die Eckteile sind ruhig, können aber sehr lebhaft werden, wenn sie mit anderen, die gerne im Mittelpunkt stehen, zusammen sind. Um eine schnelle und zuverlässige Einschätzung einer Gruppe zu bekommen, erhält jeder Teilnehmer ein solches Puzzleteil und wird aufgefordert, es an der richtigen Stelle einzusetzen: Da der Körper nicht lügt, wird sehr schnell deutlich, welche Teilnehmer in den Mittelpunkt gehören (es sind die, die beginnen), welche Randstücke eher im Hintergrund bleiben und wer sein Teil lieber jemandem gibt, der zum Mittelstück gehört und es für ihn einfügt. Die Eckstücke bleiben sitzen und halten sich zurück, bis sie an der Reihe sind.

Kinder nehmen die Botschaft, die sich als konkrete Übung darstellt, viel interessierter auf. Sie haben Spaß und sind umso aufmerksamer, je mehr ihr Bedürfnis nach Bewegung akzeptiert wird: Es reicht schon, wenn der Lehrer beispielsweise einem Schüler, der zu viel Raum einnimmt, sagt: »Stephan, hast du heute schon dein Teil gelegt? Dann wäre es vielleicht besser, wenn du jetzt die anderen ihre Teile hinzufügen lässt!« Damit wird dem Kind die Möglichkeit gegeben, Bilder und Eindrücke zu erinnern und zu verstehen, dass es hier um die Gemeinschaft und nicht nur um sein persönliches Anliegen geht.

Soweit zu dieser Übung, die auch mit verschiedenen Arbeitsteams und in einer therapeutischen Gruppe durchgeführt werden kann.

Ein Puzzle kann auch eingesetzt werden, um die Trennung der Eltern zu konkretisieren. Wenn Sie z. B. einem Kind einzelne Puzzleteile zeigen, die nicht zueinander passen, und es auffordern, sie zusammenzufügen, so wird nach kurzer Zeit deutlich, dass es nicht geht. Und wenn Sie dann das Kind fragen, welches von den zwei Teilen nicht in Ordnung ist oder welches zu verändern wäre, dann stellt es leicht fest, dass jedes für sich durchaus stimmig ist, aber dass sie einfach nicht zusammenpassen. Und wenn Sie jetzt noch den Namen des jeweiligen Elternteils von hinten auf diese Teilstücke schreiben, dann wird deutlich, dass die Eltern nicht zusammengehören können. Sie werden irgendwo ihren Platz finden, aber verbunden mit anderen Teilstücken des Puzzles. Wenn Erklärungen auf diese Weise konkret vermittelt werden, dann sind langwierige Diskussionen oft überflüssig. Das Kind spürt, dass es nicht dafür verantwortlich ist, dass die beiden Teile nicht zusammenpassen. Wählen Sie die Teile sorgfältig aus, um sicherzustellen, dass sich das Teil des Kindes mit beiden Elternteilen verbinden lässt.

Drittes mnemotechnisches Prinzip: Nutzen der bereits bekannten Informationen

Glauben Sie, dass es für einen Italiener leichter ist, Spanisch zu lernen als für einen Deutschen? Warum? Weil Spanisch dem Italienischen verwandter ist? Ist es für einen Arzt leichter als für einen Fotografen, den Beruf des Apothekers zu erlernen? Der Arzt hätte es leichter, weil er bereits über Kenntnisse in diesem Bereich verfügt. Trotz unserer Anstrengung, die Psychologie allen zugänglich zu machen, sind die Konzepte über Neurosen, Abwehrmechanismen, Projektionen und das Über-Ich für die meisten unserer Klienten, insbesondere für die jüngeren, sehr undurchsichtig und fremd. Wenn Sie hingegen eine Übung machen, bei der bereits bekannte Informationen verwendet werden, dann lösen Sie implizit eine Fülle kognitiver, emotionaler, visueller, kinästhetischer Reaktionen aus, oft ohne dass der Klient es bemerkt. Er öffnet sich leichter, und es gelingt eine bessere Bearbeitung der jeweiligen Botschaft. Fällt es Ihnen denn nicht auch leichter, mit einer Gabel statt mit Stäbchen zu essen? Viele von uns lehnen es ab, mit Stäbchen zu essen, genauso lehnen manche die Psychotherapie ab, wenn die mnestischen Fähigkeiten des Klienten unberücksichtigt bleiben.

Der Impact-Therapeut bemüht sich unablässig, die »Datenbank« seines Klienten zu ergründen und zu nutzen, eine Beziehung aufzubauen, den Widerstand zu umgehen, eine bedeutsame Überlegung anzuregen und Anker zu setzen, um einen inneren Prozess auszulösen, der über das Therapiegespräch hinaus weiterwirkt.

Hier nun ein Beispiel, wie dieses Prinzip in einem therapeutischen Rahmen genutzt werden kann, mit Menschen, die nicht bereit sind, ihre bedrückenden Erfahrungen mit anderen zu teilen (Traumata, sexueller Missbrauch, physische und psychische Einschüchterung etc.). Nehmen Sie einen randvollen Müllsack und verschließen Sie ihn mit einer Schnur. Lassen Sie nun die Teilnehmer diesen Sack mit all seinen Gerüchen öffnen und stellen Sie folgende Frage: »Glauben Sie, dass dieser Sack mit seinen unangenehmen Gerüchen nach einiger Zeit weniger oder intensiver stinken wird? Möchten Sie einen Müllsack mit all den schlechten Erinnerungen dauernd mit sich herumtragen? Oder gibt es vielleicht sogar mehrere Säcke? Haben Sie vielleicht festgestellt, dass andere gemerkt haben, dass Sie anders geworden sind, und dass man es spüren kann, dass Sie nicht glücklich sind?« Es wäre einfach, ein langes Gespräch darüber zu führen und diese Metapher auszuschöpfen. Die Klienten, insbesondere die jüngeren, verstehen häufig überhaupt nichts von posttraumatischen Belastungsstörungen, aber sie wissen sehr gut, was mit einem Müllsack gemeint ist. Indem Sie dieses Wissen nutzen, ermöglichen Sie es ihnen, sich besser zu verstehen und gleichzeitig zu erkennen, wie wichtig es ist, den inneren Mülleimer zu leeren!

Das Konzept der »Utilisierung« von Milton H. Erickson greift dieses Prinzip auf. Er benutzte das Alltagsgeschehen seiner Klienten, betrachtete alles auf eine neue Weise, erleichterte dadurch die Therapeuten-Klienten-Beziehung, verringerte den Widerstand und gab so wichtige Impulse für den therapeutischen Prozess. In der Impact-Therapie »benutzen« wir Gegenstände des Alltags mit dem gleichen Ziel.

Viertes mnemotechnisches Prinzip: Emotionen auslösen

Das Gedächtnis ist direkt mit den Gefühlen verbunden. Erinnern Sie sich noch daran, wo Sie am 11. September 2001 gewesen sind? Wann und wie haben Sie von dem terroristischen Attentat in New York erfahren? Augenblicke im Leben des Menschen, wie z. B. die Geburt eines Kindes, der Tod eines Angehörigen oder eine wichtige Beförderung, sind für immer in unser Gedächtnis eingegraben, weil sie mit starken Emotionen verbunden sind. Die Emotion fördert nicht nur die schnelle Aufnahme der Information, sondern auch ihre Dauerhaftigkeit.

Es gibt unterschiedliche Möglichkeiten, das mnemotechnische Prinzip in der Psychotherapie anzuwenden. Wie bereits erwähnt, geht es zunächst darum, ein dem Klienten bekanntes und für ihn emotional bedeutsames Objekt zu verwenden. Dadurch erfolgt eine außergewöhnliche Beschleunigung des Prozesses. Beispielsweise wenn Sie einen Kasten Bier auf einen Stuhl stellen, um den Alkoholismus eines Elternteils zu verdeutlichen; wenn Sie Bonbons auf einen Stuhl legen, um die pädophile Neigung eines Erwachsenen darzustellen; den Lieblingsbleistift eines Jugendlichen als Symbol für seine Bereitschaft benutzen, sich mehr Zeit für die Schularbeiten zu nehmen; das Foto einer Familienfeier verwenden, um trotz Schwierigkeiten wieder mit den guten Seiten des Lebens Kontakt aufzunehmen, etc. Jeder besitzt Gegenstände, die mit intensiven Gefühlen verbunden sind.

Bitten Sie den Klienten, Ihnen mit Gefühlen besetzte Objekte zu nennen. Indem Sie ihn dazu auffordern, stellen sich zwangsläufig tiefe Gefühle und innere Bilder ein, und der Körper und sein ganzes Selbst sind impliziert. Einem meiner Klienten war ein Bein amputiert worden, und es konnte keine Prothese befestigt werden. Er nahm eine leere Bierflasche, drehte sie um, so dass sie nur noch durch den Flaschenhals gehalten wurde, und umschrieb damit seine aktuelle Situation. Dieses einfache Bild war so stark, dass ihm die Tränen in die Augen stiegen: Nur noch auf einem Bein stehen können, von einem geringen Stoß umgeworfen werden können. Es folgte eine eingehende und ausführliche Exploration seiner heutigen Situation.

Symbole sind stark, sie haben oft mehr Kraft als tausend Wörter, sie setzen Gedanken, Vorstellungen und Gefühle verdichtet um. Lassen Sie Ihre Klienten eigene Symbole finden, und Sie werden überrascht sein, wie leicht sie an den Kern der Probleme gelangen. Erleichtern Sie es ihnen, ihr Erleben zum Ausdruck zu bringen, indem

Sie ihnen etwas in die Hand geben, das sie formen, bewegen und gestalten können. Wenn es sich z. B. um ein 7-jähriges Kind handelt, können Sie ihm Monopoly-Geld oder Spielkarten geben und es auffordern, symbolisch sein Verhalten zu quantifizieren. Das Kind hat beispielsweise seinen Freund geschlagen, und Sie fragen es: Ist es wie ein Herz-Ass oder wie eine Pik-Drei? Ist es wie ein Euro, wie hundert Euro oder wie 500 Euro? Wenn Sie ihm die Übung gut beschreiben, wird das Gespräch zu einem Spiel, bei dem Sie vieles über Ihren Klienten in Erfahrung bringen. Haben Sie den Eindruck, dass diese Art der Begegnung mehr Wirkung hat als das reine Gespräch? Dies wird zwangsläufig mehr sein, denn Sie haben vier der oben beschriebenen Mnemotechniken zur Anwendung gebracht.

Es gibt mindestens zwei weitere Möglichkeiten, Gefühle während des therapeutischen Prozesses anzusprechen. Die erste Möglichkeit besteht darin, die Situation zu dramatisieren, die Angelegenheit auszuweiten. Wenn sich ein Klient z. B. sehr von einem Problem eingenommen fühlt (Scheidung der Eltern, Drogen, körperliche Behinderung, Schulversagen, Liebeskummer etc.), dann schreiben Sie den Begriff auf einen braunen Karton (die hintere Seite von Briefblöcken, etwas sehr Alltägliches, das man nach Gebrauch wegwirft). Nun fordern Sie ihn auf, diesen Karton mit beiden Händen nahe an sein Gesicht zu halten, fingerbreit vor seine Nase, so dass er nichts anderes als dieses Wort auf dem Karton sehen kann. Versuchen Sie jetzt, ihm andere Gegenstände zu zeigen, die er natürlich nicht sehen kann, weil er den Karton vor den Augen hat. Sehr schnell entsteht bei ihm Frustration darüber, dass er alles andere nicht wahrnehmen kann, da sein Gesichtsfeld eingeengt ist. Je mehr es dem Klienten gelingt, Distanz zu nehmen, d. h. den Karton nach und nach weiter von seinem Gesicht wegzubewegen, umso mehr wird er sich entlastet fühlen, weil sein Blick nicht mehr durch die räumliche Beengtheit eingeschränkt ist. Vielleicht wird er sogar, mit einem tiefen Atemzug, von dem Problem Abstand nehmen können.

Eine andere Möglichkeit, die Gefühle des Klienten anzusprechen, besteht darin, Kodierungen vorzunehmen. Lassen Sie es mich erklären: Unser Gehirn reagiert auf eigentümliche Weise. Das menschliche Wesen besteht aus Gewohnheiten. 95 % unserer Reaktionen sind durch vorausgegangene Erfahrungen automatisiert (Smith 1996). Das bedeutet, dass bestimmte Stimuli voraussehbare Reaktionen auslösen. Haben Sie z. B. nicht auch mit Ihrem Partner oder Ihrer Partnerin freundliche Kosenamen eingeführt wie »mein Schatz«, »mein Lieber, meine Liebe«, »mein Mäuschen, Häschen«? Vielleicht betiteln Sie auch Ihren Sohn oder Ihre Tochter, Ihr Haustier, Ihren Kollegen, Ihre Schwester auf ähnliche Weise? Wenn wir nun davon ausgehen, dass Ihr Gehirn die affektiven Codes gespeichert hat, dann erfolgt eine spontane Annäherung. Zweifeln Sie daran? Das ist normal, denn die meiste Zeit erfolgen solche Reaktionen rein automatisch. Sie sind sich dessen nicht einmal bewusst.

Versuchen Sie jetzt einmal, an eine fremde Person zu denken, die Ihnen auf eine offenherzige Weise einen netten Spitznamen gegeben hat. Konnten Sie dadurch leichter eine freundschaftliche und vielleicht sogar eine Liebesbeziehung zu dieser Person aufbauen? Solche Codes lassen uns manchmal auf erstaunlich fremdartige Weise reagieren. Hier ein weiteres Beispiel: Mein Schwager ist Polizist. Wir fuhren gemeinsam in seinem Wagen und wurden wegen Geschwindigkeitsübertretung angehalten. Der Polizist fragte nach dem Führerschein, er kannte meinen Schwager nicht. Alle beide besaßen ein Dienstgradabzeichen, sozusagen ihr Erkennungszeichen. Nachdem mein Schwager es ihm gezeigt hatte, erkannten sie sich sogleich als Verbündete. Es gab keine Anzeige, denn sie hatten einen gemeinsamen Code.

Ein anderes Beispiel: Seit langem fahre ich in den Schulferien mit meinem Sohn nach Kuba. Im letzten Jahr, als ich mit Jordane am Strand war und wir uns unterhielten, kam plötzlich jemand hinzu: »He! Salut! Kommt ihr aus Quebec?«, fragte dieser Fremde auf vertraute Weise. Er hatte einen Code erkannt, denn wir sprachen in dem spanisch sprechenden Umfeld den Dialekt von Quebec. Niemals hätte uns diese Person zu Hause so kameradschaftlich angesprochen. Auch hier schuf der gemeinsame Code eine Annäherung.

Jedes Mal, wenn Sie in der Therapie einen Gegenstand benutzen und eine Bühne aufbauen, entsteht zwischen Ihnen und Ihrem Klienten eine Art Code. Arbeiten Sie möglichst oft damit. Anstatt ein schüchternes Kind aufzufordern, seine Meinung zu äußern, fragen Sie es ganz einfach, ob es sein »Puzzleteil« heute schon eingesetzt hat. Geben Sie ihm einen Styroporbecher mit nach Hause, um damit an den Inhalt der Stunde zu erinnern und um die Bindung bis zur Sitzung in der nächsten Woche aufrechtzuerhalten. Setzen Sie die in der Therapie entstandenen Codes regelmäßig ein. Sie sind immer wieder ein wichtiger Teil Ihrer Botschaft. Es entsteht eine einzigartige Sprache, die an unsere Person gebunden ist und die niemand sonst versteht. Wir werden Komplizen und sind uns daher sehr nahe.

Fünftes mnemotechnisches Prinzip: Interesse wecken

Kennen Sie das Autokennzeichen Ihres Nachbarn? Kennen Sie das Logo und die Bankleitzahl Ihrer Bank? Wissen Sie, ob die Kassiererin im Supermarkt einen Ring trägt? Wie ist die erste Seite der Speisekarte in dem Restaurant gestaltet, das Sie häufig aufsuchen? Fällt es Ihnen schwer, auf diese Fragen zu antworten? Es kann sein, dass Sie eine Sache hundert, vielleicht sogar tausend Mal gesehen haben. Ihre Augen haben es gesehen, aber Ihr Gedächtnis hat es nicht gespeichert, weil es nicht von Interesse ist. Das Gedächtnis funktioniert gemäß dem Interesse.

Anders als man es glauben könnte, sind unsere Klienten nicht immer daran »interessiert«, über sich, ihre Schwierigkeiten und anzustrebende Lösungen zu sprechen. Ein Teil unserer Arbeit besteht darin, unsere Klienten zu involvieren, und dies setzt voraus, dass der Prozess für sie »interessant« ist. Interessant bedeutet, dass etwas Unerwartetes, eine Überraschung geschieht beispielsweise, durch das Aufzeigen von Perspektiven, die gewisse Wünsche auslösen und einfach Spaß machen, so dass der Klient Lust bekommt mitzumachen. Sobald Sie eine Übung vorschlagen, wird das Interesse geweckt. Im Grunde lösen Sie zwei spontane Reaktionen aus: Die erste besteht darin, dass das Gehirn dazu tendiert, ein Geschehen zu vervollständigen. Es ist ein Automatismus. Wenn Sie also Elemente in die Diskussion einbringen, die mit diesem Kontext nichts zu tun haben, versucht der Klient herauszufinden, warum das so ist, seine Haltung ändert sich, und es entsteht Neugierde. Zweitens: Sie benutzen Zugänge, die noch nicht infiziert sind, wodurch der Widerstand umgangen wird. In anderen Worten, wenn Sie bei einem Klienten ein Problem direkt verbal angehen, der nichts davon hören will, dann lösen Sie einen starken Widerstand aus. Wenn Sie dagegen den Klienten auffordern, z. B. mit Karten zu spielen oder ein Blatt Papier anzuschauen, das Sie durchreißen, dann überraschen Sie ihn und veranlassen ihn, Ihnen zu folgen, statt sich zu entfernen. Wenn es Ihnen gelungen ist, seine Aufmerksamkeit zu gewinnen, wird er sich Ihre Aussage sehr viel leichter und intensiver einprägen.

Wenn beispielsweise ein Jugendlicher zu Ihnen geschickt wird, weil seine Eltern oder Lehrer Drogen bei ihm entdeckt haben, er also nicht aus eigenem Antrieb kommt, dann wird er mürrisch und abweisend auf das Gespräch reagieren und desinteressiert sein. Wenn

Sie ihm dagegen ein Geldstück anbieten, sagen wir 1 Euro, dann lösen Sie starke neurologische Vernetzungen aus. Denn jeder ist an Geld interessiert, und gleichzeitig ist es eine Überraschung, die alle Sinne anspricht. Wenn er nun das Geldstück nehmen will, sagen Sie zu ihm: »Nein, nimm nur die Zahl und nicht die Münze.« Noch eine Überraschung! Interessant! Natürlich geht das nicht, er kann nicht nur die Zahl nehmen. Dann können Sie ihm die Botschaft vermitteln: »Sieh mal, so ist das auch mit den Drogen, man kann nicht nur den Genuss haben, sondern man nimmt auch alles, was dazugehört: Geldprobleme, Elternsorgen, Schulschwierigkeiten etc. Immer wenn du jetzt ein Geldstück siehst, wirst du dich daran erinnern.« Auch wenn der Jugendliche nicht bereit ist, mit Ihnen zu sprechen, so ist es Ihnen doch gelungen, einen Anker zu setzen, der ihn, spätestens wenn er wieder kommt und wenn er ein Geldstück sieht, daran erinnert. Glauben Sie nicht auch, dass Ihr Klient an diese Erfahrung denken wird, nachdem er Ihr Büro verlassen hat? Selbst wenn er intellektuell Ihre Intervention ins Lächerliche zieht, haben seine Augen und sein Körper diese Botschaft aufgenommen, auf bewusster und auf unbewusster Ebene.

Milton Erickson hat das Interesse beim Klienten gründlich genutzt (Erickson u. Rossi 1998). Sie kennen vielleicht seine Geschichte von dem kleinen Mädchen, das wegen seiner Sommersprossen »Zimtgesicht« genannt wurde, worunter es sehr litt. Das Mädchen hatte überhaupt keine Lust, Doktor Erickson aufzusuchen. Als sie in sein Büro trat, und noch bevor sie ein einziges Wort sagen konnte, rief er: »Du bist eine Diebin! Du hast geklaut!« Er wusste, wie groß der Widerstand war, und lenkte ab, schuf, statt gleich auf das Thema Sommersprossen zu kommen, eine unvermutete »Erfahrung«. Das Interesse des Mädchens war geweckt, es musste sich gegen die Anschuldigung verteidigen, war emotional aufgewühlt und richtig wütend. »Ich bin keine Diebin! Ich habe noch nie etwas geklaut!« sagte es empört. »Doch, du bist eine Diebin, du klaust. Ich weiß auch, was du gestohlen hast.« rief er ihr zu. »Das können Sie nicht beweisen, das ist unmöglich, ich habe nichts geklaut«, wiederholte es noch aufgebrachter. »Ich weiß sogar, wo du warst, als du geklaut hast.« Das Mädchen war voller Wut und verteidigte sich vehement. Dann sagte Erickson: »Ich werde dir sagen, was und wo du gestohlen hast. Du warst in der Küche und hast den Tisch gedeckt, als du die Gebäckdose deiner Mutter entdeckt hast, du weißt schon, die Dose mit den Zimtstangen, du hast das Zimt auf dein Gesicht verteilt, und daher ist dein Gesicht voller Zimtflecke.«

Die Wut, die das Mädchen wegen seiner Sommersprossen empfand, veränderte sich durch die große Empörung über die Anschuldigung. Von nun an akzeptierte es sein Zimtgesicht und begann sogar, Zimtgebäck zu mögen.

Milton Erickson verwendete diese mnemotechnischen Gesetze spontan: Seine Interventionen lösten Interesse und intensive Gefühle aus, sprachen das Visuelle und den Körper auf konkrete Weise an und machten vorhandene Informationen nutzbar.

Sechstes mnemotechnisches Prinzip: Lust und Spaß in der Therapie

Was glauben Sie, wie oft wird in der Werbung Humor eingesetzt und werden Lust und Spaß ausgelöst? Die Antwort kenne ich nicht, da die Werbung permanent wechselt und es darüber keine Statistiken gibt, aber es geschieht oft: Brauereien koppeln die Präsentation ihres Produkts an Feiern und Feste, die Hersteller von Jeans verbinden sie mit Sexualität, die im Übrigen bei den meisten Produkten angesprochen wird. McDonald behauptet, Familien glücklicher zu machen, Waschmittelhersteller lassen Ihre Kleidung weißer erscheinen, kurzum: Alle versuchen, ihr Produkt mit Lust und Freude zu verbinden. Sie haben verstanden, wie wichtig diese Faktoren für die Menschen sind.

Nehmen wir einmal an, dass es in Ihrem Umfeld Personen gibt, bei denen Sie sich wohl fühlen und mit denen Sie lachen können, und andere, bei denen immer wieder geklagt und gejammert wird. Wen werden Sie zu Ihrem Geburtstag einladen? An wen denken Sie, wenn Sie ein Wochenende mit einem Freund auf dem Lande verbringen wollen?

Stimmt es denn etwa, dass Sie einen bestimmten Bleistift, eine Sorte Papier, Zucker oder ein Waschmittel wirklich vorziehen? Bringen Ihnen diese Produkte wirklich Spaß oder Freude, und kaufen Sie sie deshalb?

Daraus können wir Therapeuten, aber auch wir Eltern oder wir Partner bzw. Partnerinnen eine wichtige Lektion ableiten: Wir sollten uns viel öfter fragen, was Lust und Spaß bereitet, und diesen Weg einschlagen. Nehmen wir einmal an, Sie arbeiten mit einem Jugendlichen und es geht darum, Höflichkeit und Respekt gegenüber anderen zu zeigen. Höflichkeit und Respekt sind zwei Begriffe, die bei Jugendlichen nicht gut ankommen. Besser ist es, diese Begriffe zu vermeiden, denn es besteht die Gefahr, dass Sie damit das Gegenteil bewirken. Wie kann man das Thema angehen, ohne eine ablehnende Reaktion auszulösen? Vorschlag: Nehmen Sie eine Tüte gefüllt mit kleinen Geschenkartikeln und sagen Sie dem Klienten, dass Sie etwas ganz Besonderes für ihn gefunden haben. Wer wäre nicht von der Vorstellung angetan, ein Überraschungsgeschenk zu erhalten? Lassen Sie ihn wählen zwischen der Tüte mit den Geschenken und einem offensichtlich benutzten Taschentuch und zögern Sie vor allem nicht, es vor seinen Augen mit Getöse zu benutzen. Mit den entsprechenden Geräuschen bieten Sie es ihm an bzw. fordern ihn auf zu wählen, was er vorzieht: die Tüte mit dem Geschenk oder das benutzte Taschentuch. Meistens löst es ein Lachen aus. Super! Wir haben unser Ziel erreicht, es macht Spaß. Als Antwort kommt natürlich »die Geschenktüte«. Aber warum? Im Taschentuch könnte ein Goldklumpen verborgen sein, und die Geschenktüte könnte leer oder noch schlimmer voller gebrauchter Taschentücher sein. Aber trotzdem wählt jeder die Geschenktüte wegen der Verpackung. Fragen Sie dann den Jugendlichen, wie er seine Aussagen »verpackt«. Ähneln seine Aussagen eher einem benutzten Taschentuch oder einem hübsch eingepackten Geschenk? Lösen seine Worte den Wunsch aus, sie »entgegenzunehmen«, oder eher das Gegenteil »es nicht gerne zu berühren«? Der Jugendliche kann auf diese Weise besser verstehen, warum es sinnvoll ist, seine Aussagen deutlicher zu formulieren, wenn er verstanden und geachtet werden möchte.

Natürlich handelt es sich hier um keine Wundermethode, und es muss auch über Höflichkeit gesprochen werden, aber anstatt es rein verbal zu tun, zeigen Sie dem Jugendlichen die Geschenktüte mit einem augenzwinkernden Lächeln! Lassen Sie dann das gebrauchte Taschentuch unbedingt verschwinden. Es ist sehr wichtig, nur das sichtbar zu machen, was mit Ihrer Botschaft übereinstimmt. Auch in der Werbung spricht Burger King niemals von McDonald. Es ist wichtig, dass der Kunde nicht an den anderen Anbieter, an den Konkurrenten, erinnert wird, das gilt auch für Sie. Benutzen Sie immer nur das mit dem gewünschten Verhalten übereinstimmende Symbol.

Bei einem Workaholic, der nicht bereit ist, weniger zu arbeiten, könnten Sie einen Zahnstocher nehmen und ihn auffordern, ein dickes Buch oder vielleicht einen Ziegelstein, falls Sie so etwas zur Verfügung haben, daran zu hängen. Natürlich wird der Zahnstocher unter dem Gewicht des Buches zerbrechen. Was geschieht, wenn das gleiche Gewicht an einen Bleistift oder einen Nagel gehängt wird? Fragen Sie Ihren Klienten, wie er sich in diesem Augenblick fühlt, eher wie ein Zahnstocher oder wie ein Nagel? Hat er ausreichend Kraft, das Gewicht zu tragen? Diese Frage macht mehr Spaß, als nur Erschöpfung und Machtlosigkeit zu thematisieren. Diese Art der Intervention spricht die Ressourcen des Klienten an und erleichtert den Veränderungsprozess.

Siebtes mnemotechnisches Prinzip: Einfach ist einfacher!

Leonardo da Vinci sagte: »Einfachheit ist unübertreffliche Klugheit.« Dies ist gewiss der Königsweg, um es Klienten zu ermöglichen, neue Informationen aufzunehmen und sich dabei wohl und »zu Hause« zu fühlen.

Welche der folgenden Sätze sind leichter zu behalten?

Sichtbare Dämpfe entwickelten sich aus brennbarem Material und ließen vermuten, dass ein explosionsartiges Verbrennen nicht auszuschließen wäre.

statt:

Kein Rauch ohne Feuer!

Wir bevorzugen in unserer Firma den Einsatz und das Zusammenwirken interdisziplinärer Erfahrungen.

statt:

Die Mitarbeiter der Abteilungen sprechen miteinander.

Keine Beeinträchtigung der Lohnrahmenrichtlinien
für unsere Mitarbeiter!

statt:

Hände weg vom Lohn!

Diese Aussagen stammen aus dem Buch von Jack Trout und Steve Rivkin *Die Macht des Einfachen* (1999). Die Autoren stellen darin die Kraft der Einfachheit, aber auch ihre Seltenheit dar. Viele Menschen fliehen sogar vor ihr. Oft geben Unternehmen viel mehr Geld für komplizierte und umständliche Fortbildungen aus, bei denen kaum jemand etwas versteht, als für ein Seminar, in dem die Mitarbeiter leicht übertragbare, einfache Informationen erhalten.

Manche Therapeuten lehnen es ab, Knetmasse, Luftballons oder Gummibänder einzusetzen, es erscheint ihnen »unprofessionell«. Der Vorstandvorsitzende von McIntosh formulierte es so: »Einfachheit ist die höchste Form der Perfektion.« Die meisten scheinen das vergessen zu haben. Seien Sie einfach, und Ihre Klienten fühlen sich sogleich wohl, und zwar junge wie alte, Gebildete wie Schulversager. Menschen nehmen einfache Informationen leichter auf, das ist einfach so.

Hier noch ein Fallbeispiel: Einer meiner Klienten gab so gut wie keine Antwort auf die ihm gestellten Fragen. Seine beiden Beine waren amputiert worden, und er schien völlig von der Realität abgeschnitten zu sein. Die Amputation war die Folge eines Autounfalls und hatte drei Wochen vorher stattgefunden. Dem 19-Jährigen waren beide Beine in Höhe der Hüften abgenommen worden, und die Ärzte bangten um seinen rechten Arm. Mehrere Therapeuten hatten versucht, ihn psychologisch zu unterstützen. Alle beschrieben seinen Zustand mit der gleichen Metapher: »Er schwimmt!« Ein Impact-Therapeut versucht, diese Information aufzugreifen und den Klienten zu einer Übung zu bewegen.

Als ich mich an sein Krankenbett setzte, habe ich nichts gesagt. Ich wollte seine Neugierde wecken, sein Interesse, seinen Wunsch zu verstehen, warum ich zu ihm kam und ihm nichts aufdrängen. Ich nahm den Krug, der sich auf einem Tablett oberhalb seines Bettes befand, und goss, ohne weitere Erklärung, Wasser in ein Glas. Er schaute mich irritiert fragend an, ist es für dich oder für mich? Als Antwort nahm ich ein Stück Papier (man muss nutzen, was sich im Umfeld befindet), zerknüllte es langsam und bedächtig, bis nur noch eine kleine Kugel übrig blieb. Ich legte sie auf das Wasser im Glas, sie schwamm!

Der Körper des Klienten reagierte sofort. Er spürte den Schmerz, und Tränen liefen über seine Wangen. Wir hatten noch kein Wort miteinander gesprochen. Dann sagte er und zeigte dabei auf das schwimmende Papier im Wasser: »Ich möchte nicht, dass es untergeht.« Wow! Mir lief es kalt den Rücken herunter. Auch mir stiegen die Tränen in die Augen. Wir waren beide ergriffen von dieser Erfahrung, und es handelte sich hier nicht mehr um das übliche Szenario »Psychologin-versucht-Vertrauen-aufzubauen-und-mit-dem-Widerstand-eines-traumatisierten-Patienten-umzugehen«.

Ich begann sehr sanft, die schwimmende Papierkugel von einem Rand des Glases zum anderen zu bewegen und fragte ihn: »Wodurch könnte es untergehen?« Er antwortete, ohne zu zögern: »Wenn es mir nicht gelingt, eine Prothese zu tragen.« Auch die Ärzte hatten noch Bedenken, weil die Amputation sehr nahe am Becken erfolgt war. »Wenn du keine Prothese tragen kannst, dann glaubst du, dass du untergehst?« Und während der Klient sehr aufmerksam das Glas fokussierte, begann ich mit dem Finger die Papierkugel herunterzudrücken. Sobald diese im Wasser verschwunden war, errötete er und fügte rasch hinzu: »Er wird vielleicht nicht ganz absaufen.«

Es war ein magischer Moment, wir befanden uns beide regungslos in einer Art Trance, wie das meistens geschieht, wenn Visuelles und Kinästhetisches eingesetzt werden. Da ich in diesem Krankenhaus nicht permanent arbeite, sondern in großen Abständen bei den Mitarbeitern als Supervisorin tätig bin, nahm ich mir vor, ihn bei der nächsten Gelegenheit wieder zu besuchen. Während ich es ihm erklärte, fischte ich gleichzeitig die Papierkugel aus dem Glas und teilte implizit mit, dass ich glaubte, dass er nicht absaufen, sondern »es schaffen« würde. Als ich ihn nach drei Wochen wieder sah, griff er bei meinem Anblick hastig in seinen Nachttisch und fischte die Papierkugel heraus, die ich bei ihm gelassen hatte. Mit Tränen in den Augen sagte er mir: »Sie ist nicht untergegangen. Die Ärzte haben mir gesagt, dass ich Prothesen tragen werde und dass mein rechter Arm erhalten bleibt.« Keiner von uns beiden war in der Lage, mehr dazu zu sagen. Tief ergriffen schwiegen wir beide einige Minuten lang, dann gaben wir uns die Hand und betrachteten gemeinsam die Papierkugel. Ich bin fest davon überzeugt, dass durch die Einfachheit der Übung das Herz des Klienten schneller erreicht werden konnte und dass damit unabhängig vom Alter und vom jeweiligen Thema eine direktere und tiefere Verbindung entstehen kann.

Achtes mnemotechnisches Prinzip: Wiederholen, wiederholen … doch ohne Zwang!

Die meisten Lernvorgänge erfolgen durch Wiederholung und unter Einsatz aller Sinnesorgane, es sei denn, eine intensive Gefühlsregung ist damit verbunden. Wenn Sie sich z. B. beim Kochen verbrennen, dann müssen Sie es nicht erneut erleben, um zu begreifen, welche Gefahr mit Hitze verbunden ist. Demgegenüber ist es so gut wie unmöglich, eine Fremdsprache in einem einmaligen Versuch zu lernen.

Dabei ist wiederholtes Üben unerlässlich. Dies trifft auch zu, wenn nach vielen Jahren ein bestimmtes Verhalten verändert werden soll.

Der Einsatz von greifbaren Objekten in der Psychotherapie bringt einen erheblichen Vorteil: Sie sind visuell verfügbar und bleiben es auch, vor allem wenn es gelingt, sie in der natürlichen Umgebung des Klienten zu finden, und wenn sie ihn an den Inhalt des Gesprächs erinnern können. Wenn man einen Klienten wöchentlich für eine Stunde sieht, dann haben wir nur 60 Minuten Zeit, um Einfluss auf sein bewusstes Denken und auf sein Verhalten zu nehmen. Wenn es uns jedoch gelingt, durch das Setzen eines Ankers eine Verbindung herzustellen zwischen der Botschaft und einem vertrauten Objekt, dann werden jedes Mal, wenn der Klient damit in Berührung kommt, die besprochenen Inhalte wiederholt, was die Wirkung erhöht. Sie brauchen dazu nicht mehr anwesend zu sein: Die von Ihnen während der Therapie eingesetzten Objekte sind sozusagen aufgeladen und übermitteln die Botschaft mehrmals täglich an die zentralen Funktionen des Gehirns, d. h., das Visuelle und das Kinästhetische bewirken dies.

Haben Sie schon mal in Ihrem Leben Gegenstände aufbewahrt, die keinerlei materiellen Wert haben (einen Stein, eine Postkarte oder ein Stück Holz, das Sie auf einem Spaziergang aufgelesen haben), nur weil sie eine Art »Rückfahrschein« zu den Emotionen sein können, die Sie bei dieser Gelegenheit empfunden haben? Es ist nicht zu unterschätzen, wie viel ein scheinbar nutzloses Objekt bei einer bestimmten Person auslösen kann. Wenn Sie Ihrem Klienten Objekte mitgeben (eine Karte, ein Glas, ein Puzzleteil), dann wird der Inhalt der Therapiestunde weitergetragen und die Beziehung zwischen Ihnen und dem Klienten auf wirksame Weise gefestigt.

Impact-Techniken sind mehr als reine Mnemotechniken

Der mnemotechnische Aspekt bei den Impact-Techniken ist sehr wichtig, aber das ist noch nicht alles. Es gibt dabei noch mehr zu beachten.

Immer wenn Sie eine dieser Techniken zum Einsatz bringen, zwingen Sie den Klienten, seine Aufmerksamkeit auf diesen Aspekt zu fokussieren. Jede Minute wird genutzt, weil Klient und Therapeut sich voll in den Prozess einlassen.

Es kommt hinzu, dass diese Dramaturgie den Klienten zum Handeln bringt. Milton Erickson (siehe u. a. Rosen 1994) hielt es für sehr wichtig, Klienten so schnell wie möglich in Aktion zu bringen. Er forderte sie oft auf, vor der ersten Sitzung auf den Squaw Peak, einen hohen Berg in Arizona, zu steigen. Sie sollten etwas Konkretes tun, etwas, das man *sehen* und *fühlen* kann. Wenn bei der Impact-Therapie Objekte oder Übungen eingesetzt werden, dann wird damit eine implizite, aber deutliche Botschaft vermittelt: Der Klient muss sich körperlich einbringen, muss handeln, muss sich bewegen oder eine Geste machen, und das führt zu bemerkenswerten Ergebnissen.

Ein weiterer Vorteil liegt in der Tatsache, dass die gewohnte Reaktionsweise des Klienten durchbrochen wird. Es gilt das gute alte Prinzip: Wer immer wieder dasselbe tut, kommt zu dem gleichen Ergebnis! Wer etwas verändern will, muss anders handeln. Die hier vorgestellten Techniken führen zu einer anderen Kommunikationsform, zu anderen Interventionen. Sie nutzen verstärkt die Fähigkeit, sich zu bewegen und zu spüren, und weniger die Logik und das Verbale. Der Klient erfährt eine Unterbrechung seiner alltäglichen Gewohnheiten, und durch den Einsatz konkreter Metaphern kommen seine gesamten Potenziale ins Spiel. Meist handelt es sich dabei um eine neue Perspektive, die den Klienten dazu bringt, eine andere Sichtweise und Lösungen für längst bekannte Schwierigkeiten zu entwickeln.

In der Impact-Therapie entsteht eine andere Therapeuten-Klienten-Beziehung. Beide werden zum Beobachter der Situation; statt Therapeut versus Klient kommt es zu einer Beziehung Therapeut und Klient, die gemeinsam ein Geschehen betrachten; beide Protagonisten stehen auf der gleichen Seite. Obwohl dies implizit geschieht, ist diese Perspektivenverschiebung entscheidend für das Entstehen einer Vertrauensbeziehung.

Die Impact-Techniken sind im Übrigen universell und können in unzähligen Kontexten mit sehr unterschiedlichen Klienten und Problematiken zur Anwendung gebracht werden. Sie verringern den Widerstand erheblich, weil das Problem indirekt angegangen und dennoch durch die Dramaturgie direkt in Szene gesetzt wird (natürlich nur, wenn es stimmig ist).

Der gesamte Prozess erhält dadurch wesentlich mehr Dynamik. Viele Therapeuten sagen sogar, dass für sie hierin der Hauptvorteil liegt. Ihnen macht ihre Arbeit viel mehr Freude, wenn sie Impact-Techniken anwenden. So, wie es in einem alten Sprichwort heißt: »Alles, was du mit Freude tust, machst du besser!«

Kapitel 1
Impact-Techniken mit Objekten

Der Einsatz der visuellen Dimension konkretisiert die Therapie und erleichtert es, die Konzentration des Klienten auf ein spezifisches Thema zu lenken. Dabei gibt es mindestens zwei Varianten. Entweder der Therapeut sucht etwas Visuelles aus dem Alltagsleben des Klienten aus, das dieser zwischen den Therapiesitzungen regelmäßig sieht und das die Wirksamkeit der Intervention verstärkt. Oder er verwendet andere Objekte, die für ihn leicht zugänglich und auch kostengünstig sind. Der Therapeut kann dem Klienten das eine oder andere Objekt als Geschenk überreichen und auf diese Weise die weitere Auseinandersetzung mit dem Thema nach der Sitzung fördern.

Ein Blatt Papier

Ein Blatt Papier kann die Beziehung zwischen zwei Personen veranschaulichen. Glatt und sauber symbolisiert es eine angenehme und zufrieden stellende Beziehung. Wenn es zerknittert, zerrissen oder voller Flecken ist, dann steht es für eine ungünstige Beziehung.

Beispiel 1: Der Preis der Wut

Georg ist ein Klient, der große Schwierigkeiten hat, mit seiner Wut angemessen umzugehen. Er sagt, dass er es nicht versteht, warum sich seine Frau so aufregt, wenn er in Wut gerät.

Georg: Sie weiß doch genau, dass ich nicht wirklich böse bin, ich explodiere manchmal, aber danach ist es wieder gut. Es ist immer dasselbe! Sie sagt, dass sie es nicht mehr aushält, und wenn ich mich nicht verändere, will sie sich von mir trennen.

Therapeut: Wenn ich das richtig verstehe, Georg, lassen Sie sich mit Heidi so richtig gehen, indem Sie im Streit ganz viel sagen, was Sie eigentlich nicht meinen. Danach vergessen Sie es ganz einfach und verstehen nicht, warum sie es nicht genauso macht. Ist das so?

Georg: Genau so ist es, das stimmt!

Therapeut: Nehmen wir dieses Blatt Papier. Sie sehen, es ist ganz glatt und sauber. Sagen wir mal, das ist Ihre Beziehung mit Heidi. Ich schreibe also »Georg« und »Heidi« darauf *(er schreibt beide Vornamen auf das Blatt)*. Welche Zahl auf einer Skala von 0 bis 10 würde Ihre Gefühle ausdrücken, die Sie Ihrer Frau entgegenbringen?

Georg: Ach, das ist eine Zehn, mindestens!

Therapeut: Aber nun schauen Sie mal, was passiert, wenn Sie in Wut geraten. *(Der Therapeut imitiert seine vorwurfsvolle Stimme und zerknittert dabei heftig das Papier)*. »Ich habe dir doch gesagt, du sollst das Abendessen um 6 Uhr machen, weil ich den Termin habe, jetzt hast du es schon wieder vergessen. Du wusstest doch, dass es für mich wichtig ist. Du hättest dich ein wenig anstrengen können. Was kann ich nur tun, damit du dich nicht immer so blöd anstellst?« *(Das Papier ist völlig zerknittert und an manchen Stellen eingerissen.)*

(Georg schaut verblüfft und ist sehr aufmerksam.)

Therapeut *(übernimmt wieder die Rolle des Klienten, versucht, das Papier glatt zu streichen, sagt gleichzeitig in einem entschuldigenden Ton)*: »Ach, entschuldige! Das wollte ich nicht sagen. Du weißt doch, dass dieser Termin mich ärgert. Bitte vergiss es jetzt!« *(Das Blatt ist immer noch verknittert, trotz des Versuchs, es zu glätten. Georg ist verdutzt und scheint ernsthaft betroffen zu sein von dieser Analogie.)* Was halten Sie von dieser Demonstration, Georg?

Georg: Ich verstehe jetzt besser, warum Heidi so reagiert und sich so fühlt.

Therapeut: Ich habe den Eindruck, dass sie seit geraumer Zeit schon versucht, es Ihnen zu sagen. Es ist durchaus menschlich, wütend zu werden, man kann sich noch so anstrengen, aber es passiert immer wieder, es gelingt nicht immer, sich nicht aufzuregen. Gleichwohl ist es besser, wenn man lernt, auf eine konstruktive Weise damit umzugehen. Möchten Sie das?

Georg *(überzeugt)*: Ja, sehr!

Beispiel 2: Evaluation einer Vater-Tochter-Beziehung

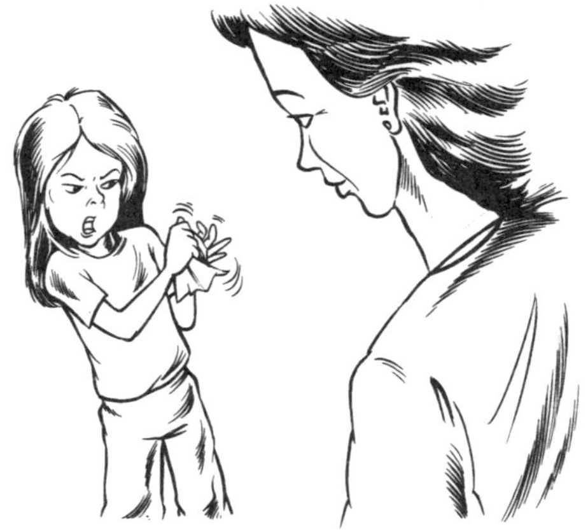

Eine Mutter erbittet Hilfe für ihre 8-jährige Tochter. Die Eltern sind seit vier Monaten geschieden, und die Sorge um ihr einziges Kind hat ihr Leben durcheinander gebracht. Die Mutter sagt, der Vater sei gewalttätig. Er habe das Kind zwar noch nicht geschlagen, aber sie hält ihn sogar für fähig, es zu töten. Ihr Ex-Mann sammle Schusswaffen, und das macht ihr Sorgen. Da sie aber keinerlei Beweise für ihre Befürchtungen hat, muss das Kind jede zweite Woche den Vater besuchen. Jedes Mal, wenn es zurückkommt, ist es völlig durcheinander und hat schon Angst, bald wieder zu ihm zu müssen. Die Angst scheint mit jedem weiteren Besuch zuzunehmen, was dazu führt, dass das Kind nachts kaum noch schläft, sich in der Schule nur schwer konzentrieren kann und zahlreiche psychosomatische Symptome entwickelt. Die Therapeutin führt mit der Tochter ein Gespräch, um herauszufinden, ob die Mutter die Situation des Kindes angemessen beschreibt oder ob sie übertreibt.

Julia: Papa ist ziemlich komisch. Er kann niemals zwei Dinge gleichzeitig tun.

Therapeutin: Was willst du damit sagen?

Julia: Wenn ich z. B. aus der Schule komme, dann spricht er nicht mit mir, weil er – so sagt er – kochen muss. Bei Tisch will er auch nicht mit mir sprechen, weil er dann isst. Und nachher, wenn wir den Tisch abräumen, auch nicht.

Therapeutin: Sieh mal, Julia. Nehmen wir mal an, dieses Blatt Papier ist wie dein Gefühl, wenn du bei deinem Vater bist *(zerknüllt den Rand des Blattes)*. Fühlst du dich ein wenig so wie das Blatt, wenn du zu ihm gehst?

Julia: Nein! Wenn ich zu ihm gehe, fühle ich mich so *(nimmt das Blatt aus den Händen der Therapeutin und zerknüllt es völlig)*: Wenn ich dann zurück zur Mama komme, dann habe ich kaum genug Zeit, um mich wieder glatt zu machen, und schon muss ich wieder zu Papa gehen. *(Julia ist erkennbar verängstigt.)*

Dieses Beispiel zeigt deutlich, wie durch ein einfaches Blatt Papier eine Situation veranschaulicht werden kann.

Beispiel 3: Das »geheime« Blatt

In einem dritten Fallbeispiel wird vor dem Klienten auf die Mitte eines weißen Blatts wortlos das Wort »geheim« geschrieben. Dann wird der Klient aufgefordert, das Blatt zur Hälfte zusammenzufalten, zu vierteln, zu achteln, es immer kleiner zu machen.

Therapeutin: Du erinnerst mich an dieses zusammengefaltete Blatt mit einem Geheimnis darin. Ich würde dir wirklich gerne helfen, aber so, wie du es versteckst, ist es schwierig, etwas zu tun. Glaubst du, du könntest dieses Blatt ein wenig öffnen und das Geheimnis darin ein wenig mit mir teilen?

Je nach Antwort des Klienten sind durch die konkrete Metapher mehrere Optionen möglich. Sie können den Jugendlichen bitten, das Blatt ein wenig zu entfalten, Sie können ihn fragen, inwieweit er bereit ist, das Geheimnis aufzudecken, und was Sie tun können, um ihm dabei zu helfen. Sie können auch die verschiedenen Motive für sein Geheimnis gemeinsam mit ihm erforschen, indem Sie fragen: Ist es schon lange da? War es schon immer so versteckt? Hast du jemandem versprochen, es nicht zu verraten? Gibt es jemanden, mit dem du bereit wärst, das Geheimnis zu lüften?

Modellierknete

Knete kann geformt, gemischt und auseinander gezogen werden. Sie ist ein wenig schmierig und anhaftend – so wie manche Erinnerungen. Sie erweist sich als sehr geeignet, den therapeutischen Prozess zu veranschaulichen.

Beispiel 1: Wenn man trotz eigener Probleme alles auf einmal regeln will

Hans, 62 Jahre alt, schaut auf eine leidvolle und schmerzhafte Vergangenheit zurück. Obwohl er selbst ein schweres Schicksal hat, kommt er mit dem Wunsch in die Therapie, Hilfe für die Problematik seiner Frau zu erhalten. Nach Aussagen des Klienten protestiert sie gegen alles, was er vorschlägt, schreit den ganzen Tag herum, beleidigt und beschuldigt ihn für Nichtigkeiten, sobald sie dazu eine Gelegenheit sieht. Der Klient erträgt es schweigend. Nur widerwillig ist er bereit, Stück für Stück seine Vergangenheit anzuschauen. Trotzdem gelingt es der Therapeutin, zusätzliche Informationen zu erhalten, und sie erkennt die Notwendigkeit, den Therapierahmen zu erweitern.

Therapeutin: Hans, Ihre Situation verstehe ich so: *(Sie holt Knete in verschiedenen Farben und spricht mit weicher Stimme.)* Sie kamen mit 7 Jahren in ein Waisenhaus, während Ihr Bruder und Ihre Schwester zu Hause bleiben durften. Haben Sie manchmal den Eindruck, als wäre das Gefühl von damals ähnlich dem, das Sie heute in der Situation mit Ihrer Ehefrau empfinden? Haben Sie manchmal das Gefühl, wie damals zurückgewiesen und nicht respektiert zu werden, dass man Ihnen nicht zuhört und Sie in Ihren Bedürfnissen und in Ihren Wertvorstellungen nicht gesehen werden? *(Der Klient macht Bewegungen mit dem Kopf, teilweise zustimmend, während die Therapeutin eine Kugel aus Knete formt.)* Und als Sie den Unfall hatten und ein Auge verloren, und als alle gleichaltrigen Jungen und Mädchen sich über Sie lustig machten, haben Sie manchmal den Eindruck, dass dieses Gefühl Ihnen immer noch anhaftet? *(Eine sehr diskrete emotionale Reaktion des Klienten zeigt der Therapeutin, dass er berührt ist. Sie nimmt eine andersfarbige Knete und fügt sie der geformten Kugel hinzu.)* Und als Ihnen gekündigt wurde, trotz all der Anstrengungen und Überstunden, die Sie gemacht hatten, entstand da wieder das gleiche Gefühl, nicht verstanden, niemals anerkannt zu werden? *(Der Klient ist offensichtlich sehr berührt, die Therapeutin fügt eine dritte andersfarbige Knete hinzu.)*

Wissen Sie, Hans, ich glaube, dass es schlimme Ereignisse in Ihrem Leben gegeben hat, bei denen Sie keine Hilfe gefunden haben, um sie zu bewältigen. *(Die Therapeutin nimmt erneut eine andersfarbige Knete und fügt sie der Masse hinzu, so dass eine große Kugel aus verschiedenen Farben entsteht.)* Die Unzufriedenheit gegenüber Ihrer Frau ist nur ein kleiner Teil von dem großen Ganzen. *(Wieder fügt die Therapeutin eine andersfarbige Knete zur großen Kugel hinzu und beobachtet dabei sehr aufmerksam die Reaktion des Klienten.)* Wir wollen hier nur über die Eheprobleme sprechen, die Sie angedeutet haben. *(Sie löst das zuletzt hinzugefügte Stück Knete wieder ab und behält den Rest der Kugel in der Hand.)* Aber ich glaube nicht, dass es die Lösung bringen wird, die Sie sich wünschen. Was meinen Sie?

Hans *(versucht seine Tränen zu verbergen)*: Das ist alles Vergangenheit, daran kann man nichts mehr ändern.

Therapeutin: Das sehe ich anders: Man kann dem Jungen im Alter von 7 bis 10 Jahren durchaus helfen, heute besser zu verstehen, was mit ihm geschehen ist, denn er hatte keine Eltern, die es ihm erklärten.

(Hans weint.)

Therapeutin: Der Junge glaubte, es sei besser, den Mund zu halten und so zu tun, als mache es ihm nichts aus. Er war wirklich sehr tapfer. Aber ich glaube, er hätte weniger gelitten, wenn er sich gewehrt hätte, statt zuzulassen, immer wieder abgewiesen zu werden. Möchten Sie so weitermachen wie der 7-jährige Junge oder heute über andere Mittel verfügen, um zu reagieren?

Durch den Einsatz der Knetmasse werden alle Sinne angesprochen, es führt auf Seiten des Klienten zu einem schnelleren Verständnis der Problemlage und fördert das Entstehen einer Vertrauensbeziehung zwischen dem Therapeuten und dem Klienten.

Beispiel 2: Erklärung des therapeutischen Prozesses

Ein Jugendlicher sagt von sich selbst, er sei sehr gehemmt und wisse nichts mit seinem Leben anzufangen, er verstehe seine dauernden Stimmungswechsel nicht und erlebe sich unsicher im Umgang mit seinem Umfeld. Ein Teil des Problems scheint damit zu tun zu haben, dass er sehr beeinflussbar ist und meist versucht, alles so zu machen, wie man es von ihm erwartet.

Therapeutin *(nimmt eine Kugel aus Knetmasse)*: Lass uns versuchen zu verstehen, worin deine Unzufriedenheit besteht. Nehmen wir einmal an, dass diese gelbe Kugel deine Farbe, deine Identität, deine Vorstellungen, deine Meinung repräsentiert. *(Der Klient hebt den Kopf und scheint an diesem Experiment interessiert zu sein.)*

Nehmen wir jetzt einmal an, dass diese zweite Kugel deine Mutter ist, ihre Vorstellungen, ihre Meinung. Sie hat Einfluss auf dich, nicht wahr? *(Die Therapeutin vermischt die beiden andersfarbigen Knetmassen.)* Jetzt mischen wir noch deinen Vater hinein. *(Sie fügt eine weitere andersfarbige Knetmasse hinzu.)* Dann sind da noch deine Freunde, die auch möchten, dass du so oder so bist. *(Die Therapeutin nimmt Knete in verschiedenen Farben auf und vermengt sie mit der schon vorhandenen Knetmasse, so dass das Gelbe nach und nach verschwindet.)* Weißt du, wenn ich mir diese Kugel anschaue, dann bin ich überhaupt nicht erstaunt, dass du so verunsichert bist. Man sieht dich ja kaum noch! Was meinst du?

(Da gerade Jugendliche häufig etwas Konkretes von der Therapie erwarten, kann ihm die Therapeutin die Kugel mitgeben und ihn auffordern, darüber nachzudenken, wie viel Zeit er für die Therapie brauchen wird.)

Therapeutin: Ich lass dich jetzt für den Rest der Stunde die Knetstücke in den verschiedenen Farben herauspulen, damit die gelbe Knete wieder freigelegt wird.

Klient *(offensichtlich empört)*: Das schaffe ich nie!

Therapeutin: Das stimmt, ich glaube nicht, dass das realistisch ist. Ich wollte dir nur begreiflich machen, dass Hilfe möglich ist, aber vielleicht braucht es mehr Zeit, als du glaubst, um herauszufinden, was deins ist und was nicht. Dafür wird es nötig sein, dass du deine eigenen Bedürfnisse, deine Ideen, deine Meinung kennen lernst und respektierst. Hast du Lust dazu?

Das Konkrete an dieser Übung ermöglicht es dem Jugendlichen, das Ziel und den Ablauf der Therapie zu verstehen. Die Therapeutin setzt im Verlauf der Therapie die Knetmasse immer wieder ein, um den Klienten auf den richtigen Weg zu bringen.

Beispiel 3: Trauer

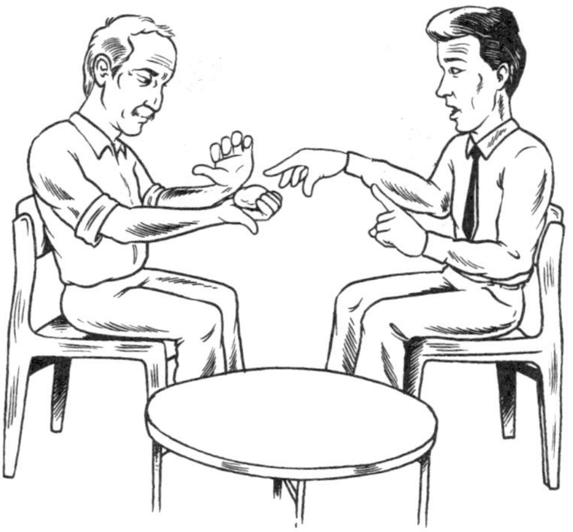

Dieses Fallbeispiel bezieht sich auf den chronischen Trauerprozess eines Vaters nach dem Tod seines 17-jährigen Sohnes, der sich vor sechs Monaten im Kellergeschoß des Hauses erhängt hatte. Jede Nacht glaubt der Vater die Stimme seines Sohnes zu hören und wacht mit heftiger Hyperventilation erschreckt auf. Er hat seine sozialen Beziehungen abgebrochen, geht nicht mehr zur Arbeit, und auch seine Ehe ist bedroht. Seine gesamte Haltung drückt ungeheuren Schmerz aus.

Bernhard: Ich weiß nicht, was ich hier soll. *(Schweigen)* Mein Sohn ist tot, und niemand kann ihn mir wiedergeben. *(Schweigen)* Es ist zu spät. *(Er sinkt in sich zusammen.)*

Therapeut *(mit sanfter und sympathischer Stimme)*: Bernhard, vielleicht sollten wir uns einmal anschauen, was vielleicht dennoch möglich ist. Sehen Sie diese dicke Kugel aus Knetmasse? *(Der Therapeut übergibt die Kugel dem Klienten.)* Sie steht für das, was seit dem Tod des Sohnes auf Ihnen lastet. Ich möchte, dass Sie mit dieser Kugel einmal ausdrücken, welche Bürde seit dem Tod Ihres Kindes auf Ihnen lastet. Dieser Teil der Last *(löst nach einer Weile einen Teil der Knetmasse von der Kugel ab und legt ihn auf den Schreibtisch)* steht für das Schuldgefühl. Es sagt: »Ich hätte es verhindern müssen, ich hätte da sein müssen.« Bei diesem Teil der Last kann man Ihnen helfen. Ein weiterer Teil steht für die Wut auf Ihre Ex-Frau, weil sie nicht wollte, dass der Sohn an diesem Wochenende zu ihr kommt. *(Der Therapeut löst, während er spricht, ein weiteres Stück Knete von der Kugel ab und legt es auf den Schreibtisch. Jedes Mal, wenn ein Stück abgenommen wird, scheint der Klient erleichtert zu sein.)* Ein weiterer Teil der Kugel steht für ... *(Er löst weitere Stücke ab und verkleinert so die Kugel, bis nur ein kleiner Teil in der Handfläche des Klienten zurückbleibt.)*

Aber Sie haben Recht, es gibt eine Resttrauer, die Ihnen niemand nehmen kann. *(Er schließt die Hand des Klienten, in der ein kleines Stück der Knetmasse verbleibt).* Dieser Teil steht für den Verlust Ihres Sohnes, die Liebe, die Sie für ihn empfinden, die Pläne, die Sie mit ihm hatten. Diesen Teil der Trauer kann Ihnen niemand abnehmen, aber es sollte Sie nicht daran hindern zu schlafen und zu arbeiten, ja, sogar das Leben zu genießen. *(Es fließen Tränen, der Klient fühlt sich in seinem Erleben verstanden. Der Therapeut gibt ihm Zeit, sich zu beruhigen.)* Möchten Sie Hilfe annehmen, um sich von diesen anderen Teilen zu befreien? *(Er zeigt auf die Knetstücke auf dem Schreibtisch.)*

Die Technik mit der Modellierknete verdeutlicht, wie jeder Teil der Trauer bearbeitet werden kann (z. B. über den Verlust des Arbeitsplatzes, einer Liebesbeziehung). Der Therapeut kann den Klienten auch bitten, selbst die Anteile seiner Trauer, ihre Farbe und sogar ihre Größe anhand der Kugel zu beschreiben.

Audiokassetten

Je mehr sich Therapeuten in die psychologische Realität des Klienten einzufühlen versuchen und dabei konkrete, berührbare, visuelle Elemente einsetzen, wie ich sie als Grundlage der Impact-Techniken beschrieben habe, umso aufmerksamer werden sie für das, was Klienten selbst einbringen. Sie erfahren mehr über die Art, wie sie lernen und sich verändern. Darauf bauen die Impact-Techniken auf. Immer wieder hören wir Klienten sagen: »Ich saß da, und schon wieder kam die gleiche Platte/Kassette! Der gleiche Film lief ab.« Aber wer von uns hat schon versucht, dieses Bild zu nutzen, um die Aufmerksamkeit des Klienten zu gewinnen und ihm dabei zu helfen, seine Frage auf einer tieferen Ebene zu verstehen? Die Klienten liefern uns oft Bilder oder Objekte, die wir nutzen können, um Zugang zu ihrem persönlichen Universum zu erhalten; unsere Aufgabe ist es, diese Hinweise zu entschlüsseln.

Beispiel: Die altbekannte Kassette aus der Kindheit

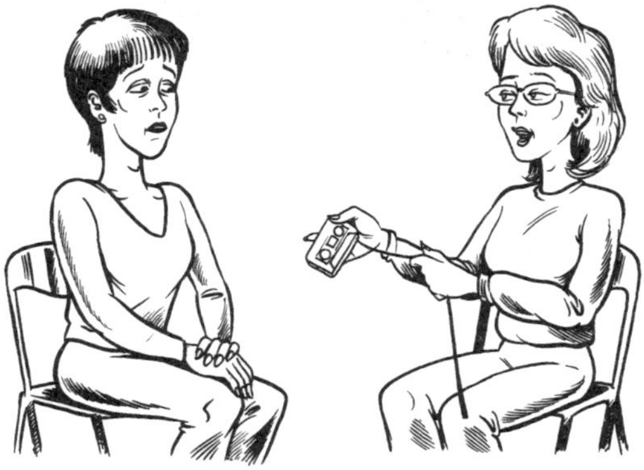

Die Technik mit der »Kassette aus der Kindheit« wird vermutlich bei der Mehrheit Ihrer Klienten nützlich sein, denn ihre Probleme haben häufig mit der kindlichen Wahrnehmung zu tun. Es ist eine einfache Technik, die sich schon mehr als einmal bewährt hat.

In dem folgenden Fallbeispiel ist die Klientin sehr empört. Etwas scheint sie aufgebracht zu haben.

Luise: Oh! Ich war gestern Abend bei einem Treffen der AA-Gruppe. *(Die Klientin scheint halb wütend, halb enttäuscht zu sein.)*

Therapeutin: Du scheinst nicht begeistert zu sein vom gestrigen Abend! Was war denn los?

Luise: Da stand dieser Typ an der Tür. Sonst geben wir uns die Hand, oder zumindest begrüßt man sich. Aber gestern hat er mich nicht einmal angeschaut! Und schon lief bei mir wieder der alte Film ab, ich konnte ihn nicht mehr abstellen und habe völlig die Zeit vergessen.

Therapeutin: Was war denn drauf?

Luise: Ach, immer die gleiche Leier: »Keiner liebt dich, du taugst zu nichts, du wirst niemals etwas aus deinem Leben machen!«

Therapeutin *(holt eine bereits besprochene Kassette)*: Schau mal, Luise, deine altbekannte Kassette von 1961 (Geburtsjahr von Luise) bis

2005. *(Die Therapeutin schreibt die beiden Daten und den Vornamen der Klientin auf die Kassette.)* Die Kassette hast du dein Leben lang gehört. Wie würdest du heute deine Zufriedenheit auf einer Skala von 0 bis 10 einschätzen? Welche Note gibst du dir?

Luise: Höchstens eine 2!

Therapeutin: Gut, also, wir notieren 2 auf einer Skala von 0 bis 10 *(schreibt die Zahlen auf die obere rechte Ecke der Kassette)*. Es bedeutet, dass diese Kassette 8/10 Negatives enthält. *(Die Therapeutin schreibt 8/10 auf die obere linke Ecke der Kassette. Diese Intervention aus der Rational-Emotiven Therapie (RET) wurde der Klientin zuvor erklärt.)* Jetzt, Luise, sag mal, was wären die richtigen Worte, um diesen Teil deines Lebens zu beschreiben?

Luise: *(sehr konzentriert)*: Versagen, Angst ... Alkoholismus, Einsamkeit.

Therapeutin *(schreibt diese Begriffe auf die Kassette)*: Sag mir noch etwas, Luise, von wem stammen diese Aufnahmen?

Luise *(sehr nachdenklich)*: Ich würde sagen, ein großer Teil der Aussagen auf dieser Kassette stammt von meinen Eltern, andere stammen von Jugendlichen, mit denen ich in die Schule gegangen bin. Einige sind wahrscheinlich von mir selbst.

Therapeutin: Von dir selbst? Wie alt warst du da?

Luise: Ach, sehr jung, 6 oder 7 Jahre!

Therapeutin: Luise, ich möchte dich bitten, mir eine Zahl zu nennen, die die innere Reife deiner Eltern wiedergibt. Achtung! Ich möchte nicht, dass du mir sagst, ob sie nett oder nicht nett, ob sie fleißig oder faul waren oder ob deine Mutter gut gekocht hat. Ich möchte von dir wissen, wie du sie als Menschen einschätzt. Haben sie sich gegenseitig und andere respektiert? Waren sie gelassen und offen? Wie gingen sie mit ihren eigenen Problemen und denen ihrer Kinder um? Verstehst du die Frage?

Luise: Oh, mein Gott! Ich würde sagen, sie waren beide so ungefähr bei 2.

Therapeutin: Warum sagst du 2?

Luise: Beide waren Alkoholiker. Sie gingen sehr destruktiv miteinander um und waren gewalttätig, nicht uns Kindern gegenüber, aber untereinander, es kochte oft hoch! Mama hat mehrfach versucht, sich umzubringen, mein Vater sprach nicht mit uns, er trank. Ich war deshalb wiederholt im Heim.

Therapeutin: Also eine klare 2! Nun sag mir: Wenn deine Eltern nicht mehr als eine 2 verdienen, wie kommt es dann, dass du ihnen eine 10 gibst in Bezug auf das, was sie über dich gesagt haben? Wie kommt es, dass du ihre Aussagen auf deiner Kassette behältst, so als wäre es die Wahrheit? Glaubst du, es ist die Wahrheit?

Luise *(ein wenig erschüttert durch diese Frage)*: Das weiß ich jetzt nicht, ich habe nie darüber nachgedacht!

Therapeutin: Nun zu dem, was deine Schulkameraden gesagt haben, und zu dem, was du über dich selbst und über deine Zukunft dachtest, als du noch klein warst, glaubst du, diese Aussagen liegen bei 10/10 auf der Skala?

(Luise erneut sehr überrascht von diesen Argumenten.)

Therapeutin: Jedes Mal, wenn du die Kassette hörst und sie für bare Münze nimmst, dann ist es die kleine Luise, die 6- oder 7-Jährige, oder deine Eltern, die dein Leben bestimmen, und nicht du, wie du heute bist, eine Frau von 44 Jahren. Schau mal, Luise, ich glaube, es ist höchste Zeit, dass du einmal auf deiner Kassette aufräumst *(zieht einen Teil des Bandes aus der Kassette)*. Hier heißt es zum Beispiel: »Du wirst nie etwas aus deinem Leben machen!« Kommt das nicht von deinem Vater? *(Luise nickt.)* Was würde er mir antworten, wenn ich ihn fragen würde: »Herr XY, warum glauben Sie, dass Ihre Tochter nichts aus ihrem Leben machen wird?«

Luise *(immer noch konzentriert auf die Kassette, die ihre persönliche Geschichte enthält)*: Das sagte er immer, wenn er besoffen war und wütend, weil ich an der Tankstelle nicht noch mehr Bier für ihn holen wollte.

Therapeutin: Ich glaube, es ist an der Zeit, sich von diesem Teil der Kassette zu verabschieden, zu befreien. Was meinst du, Luise? *(Nachdem die Klientin zugestimmt hat, schneidet die Therapeutin ein kleines Stück des Bandes ab und wirft es in den Papierkorb. Sie hätte es auch auf einen Stuhl legen können, der den Vater repräsentiert.)*

Die Therapeutin fährt im Gespräch fort, erfasst und analysiert die einzelnen Informationen auf der Kassette. Einige Abschnitte auf dem Band können verändert werden, während andere völlig verschwinden müssen. Es ist auch möglich, einen Teil dieses Prozesses der Klientin als Hausaufgabe für die folgende Woche mitzugeben.

Es können bei dieser Technik verschiedene Varianten entwickelt werden, z. B. auch, dass der Klient sich die Kassette erneut anhört und berichtet, wie er sich jetzt dabei fühlt. Diese Übung liefert eine ganze

Reihe bedeutsamer kinästhetischer Hinweise. Die Therapeutin kann auch eine neue Kassette besprechen (mit positiven Aussagen) und die physischen Reaktionen des Klienten als Verstärkung der Veränderung einsetzen.

Videokassetten

Bei manchen Klienten dreht es sich nicht um Wörter oder Aussagen, die plötzlich in ihrem Kopf auftauchen, sondern um völlig automatisierte Verhaltensweisen, die in bestimmten Situationen auftreten. Dann ist es besser, Videokassetten einzusetzen.

Beispiel 1: Hartnäckige schmerzhafte Erinnerungen

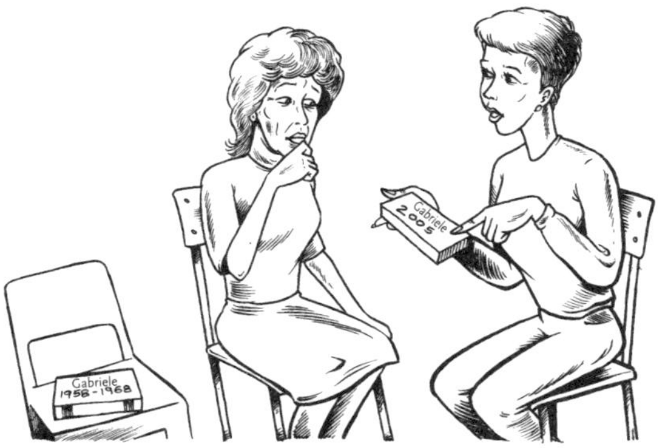

Gabriele klagt, dass sie sexuell unbefriedigt sei. Sie könne keine Lust empfinden, habe keinen Spaß am sexuellen Spiel und erlebe keine sexuelle Erfüllung. Die Begriffe »Starre« und »Ekel« kennzeichnen ihre sexuelle Abstinenz. Sie erstarrt, sobald sich ihr ein Mann nähert. Allein bei der Vorstellung, sich gehen zu lassen, ekelt sie sich vor sich selbst. Im Gespräch wird deutlich, dass wiederholter sexueller Missbrauch die Ursache der Probleme ist.

Gabriele: Ich sehe immer wieder meinen Vater vor mir, wenn er von mir verlangte, ihn zu befriedigen und seinen Penis zu küssen. Und das Schlimmste dabei ist, dass es mich wahrscheinlich manchmal erregte.

Therapeutin *(nimmt eine Videokassette, auf der »Gabriele 1958 – 1968« steht, in diesen Jahren wurde sie missbraucht)*: Schau mal, Gabriele, ich möchte, dass du dir einmal vorstellst, dass die Kassette all die Erfahrungen enthält, die mit dem Sexuellen und mit deinem Vater verbunden sind. *(Die Therapeutin lässt einige Minuten verstreichen, um den Transfer von der Vergangenheit auf die Videokassette zu ermöglichen.)* Selbst wenn es im Geheimen geschah, könntest du mir einige Schlüsselworte nennen, um mir zu zeigen, was die Kassette in dir auslöst, sozusagen als eine Art Untertitel dafür?

Gabriele *(gerät in eine Art Trance, während sie all die Bilder in ihrer Vergangenheit aufsucht, zittert leicht)*: Ich würde sagen ... Nutte ... Sauerei ... Schuld ... verantwortlich ... Ekel ... verantwortungslos ... schuldig ...

Therapeutin: Ich glaube, es ist an der Zeit, diese Überschriften zu verändern, so dass das Video realer wird, mehr den Tatsachen entspricht. *(mit sanfter Stimme)* Ich würde darauf schreiben: »Opfer«, »Angst«, »Schmerz«, »Auflehnung«, »Einsamkeit«, »sich unverstanden fühlen« und ... »Lust«, eine erzwungene Lust in einer Situation, in der du hilflos warst und dich unterwerfen musstest.

(Gabriele ist sichtbar bewegt.)

Therapeutin: Was meinst du, welcher dieser Begriffe entspricht der Realität mehr?

Gabriele *(ihren Schmerz spürend)*: Das einzige Mal, als ich versucht habe, mit Mama darüber zu sprechen, hat sie gesagt, ich sei schuld: »Du musst halt aufpassen, dass du ihm nicht vor die Füße läufst.«

Therapeutin *(emphatisch)*: Gabriele, ich glaube, dass deine Mutter nicht wusste, was sie hätte tun können. Wenn sie es gewusst hätte, hätte sie dich in die Arme genommen und gesagt *(wendet sich dabei einem Kinderstuhl zu, so als ob die kleine Gabriele darauf säße)*: Wie gut, dass du dich mir anvertraust. Ich bedaure es unendlich, was zwischen dir und deinem Vater geschehen ist, und ich werde alles versuchen, damit es nicht wieder passiert. Das ist eine Sache, die ich mit Papa allein, unter Erwachsenen, klären muss. Du darfst dich nicht verantwortlich fühlen für das, was zwischen dir und deinem Vater geschehen ist. Du hast nichts falsch gemacht. Du hast nichts damit zu tun, und ich werde alles daran setzen, dass es nicht wieder passiert. Versprich mir, dass du dich immer wieder an mich wenden wirst, wenn irgendjemand versucht, dir weh zu tun. Versprochen? Und vergiss nicht, ich bin immer für dich da.

(Gabriele ist in Tränen aufgelöst.)

Therapeutin *(lässt Gabriele ein wenig Zeit, sich zu beruhigen)*: Glaubst du wirklich, dass sie dir das gesagt hätte, wenn sie es gekonnt hätte?

Gabriele *(nickt mit dem Kopf, die Tränen fließen, dann lächelt sie, macht eine Pause und sagt)*: Ich fühle mich jetzt besser.

Therapeutin: Es ist ganz wichtig, dass du die alte Videoversion ablegst. *(Gabriele lächelt und trocknet sich die Tränen ab.)* Zwar wird auf der Videokassette nicht viel gesprochen, aber die kleine Gabriele hat dennoch einige Zusammenhänge hergestellt. *(Die Therapeutin schreibt die folgenden Begriffe auf den Deckel der Videokassette.)*

Sexualität = schlecht
Lust = Schuld
Sinnlichkeit = Hure
Penis = widerlich
Mann = Angreifer

Gabriele *(nach einem kurzen Schweigen)*: Das stimmt genau!

Therapeutin: Ich glaube, es ist an der Zeit, dies richtig zu stellen. *(Sie streicht die Begriffe durch und legt die Videokassette auf den Kinderstuhl, der die Klientin repräsentiert, als sie klein war.)* Glaubst du, dass die kleine Gabriele diese Verbindungen auflösen kann, wenn sie daran denkt, was ihre Mutter ihr hätte sagen sollen?

Gabriele: Ich glaube schon.

Therapeutin: Ich vermute, dass du es für sie häufiger wiederholen musst. *(Sie bezieht sich hier auf die Dissoziation zwischen Kind und Erwachsenem.)*

(Gabriele stimmt zu und trocknet sich die Tränen.)

Therapeutin *(übergibt der Klientin eine unbespielte Videokassette)*: Diese Videokassette ist beschriftet mit der aktuellen Jahreszahl. Es wird das Video sein, das dein sexuelles Leben der nächsten zwanzig Jahre beschreibt. Was hältst du denn von der folgenden Aufschrift:

Sexualität = natürliches und gesundes Bedürfnis
Sinnlichkeit = Spaß, Freude, Lust
Penis = Fortpflanzungsorgan
Mann = lebendes Wesen

(Oft ist es auch sinnvoll, die Klientin selbst die neue Aufschrift für die Videokassette bestimmen zu lassen.)

Gabriele *(wirkt skeptisch gegenüber der neuen Bewertung ihres Sexuallebens)*: Mir macht es ein wenig Angst ... Ich bin nicht sicher, ob ich das schaffe, aber ich fühle mich jetzt besser und stärker. Ich habe den Eindruck, gleichsam Kontrolle über mein Leben gefunden zu haben.

Therapeutin: Es kann sein, dass du noch ein wenig Hilfe brauchst, weil die ersten Schritte auf dieser neuen Videokassette vielleicht nicht sofort den absoluten sexuellen Kick bringen.

(Gabriele lächelt, scheint beruhigt durch die letzte Bemerkung.)

Der Fall dieser Klientin wurde hier verkürzt zusammengefasst, die anschließende therapeutische Arbeit war sehr intensiv. Dennoch lässt diese kurze Darstellung erkennen, wie mit der Technik der Videokassette gearbeitet werden kann.

Beispiel 2: Zurück zum Wesentlichen

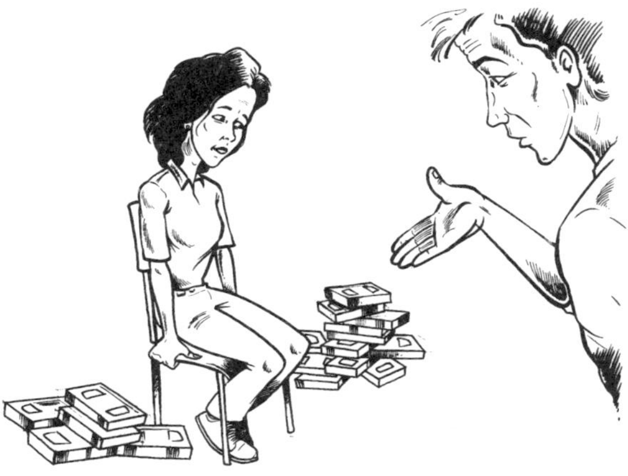

Die allgemeine Unzufriedenheit von Renate resultiert aus der persönlichen Enttäuschung, nicht Chorsängerin werden zu können, was ihr innigster Wunsch ist. Nachdem sie erfolgreich und mit großem Elan eine Ausbildung in diesem Bereich an der Universität absolviert hatte, fand sie keine Anstellung und gab diesen Plan schließlich auf. Sie unterrichtet jetzt Musik an einer Grundschule. Damit ist sie sehr unzufrieden. Der Verzicht auf ihren Traumberuf beeinträchtigt ihr Selbstgefühl und ihre Lebenszufriedenheit insgesamt.

Therapeutin *(legt sechs Videokassetten links neben die Klientin und ca. zehn auf ihre rechte Seite, dann gibt sie Renate eine in die Hand)*: Renate, die Videokassetten auf deiner linken Seite sind schon bespielt, sie enthalten 32 Jahre deines Lebens. Sie können nicht mehr verändert werden. Einige sind sicher ganz gut, andere vielleicht weniger. Welche Zahl auf einer Skala von 0 bis 10 würdest du nennen, um deine Zufriedenheit auszudrücken in Bezug auf das, was dort aufgenommen wurde?

Renate *(aufrichtig bemüht, Bilanz zu ziehen, lässt eine Reihe von Bildern vor ihrem inneren Auge vorüberziehen)*: Ich würde sagen eine 3!

Therapeutin: Drei ... *(Sie schweigt einen Moment, um der Klientin ihre Niedergeschlagenheit spüren zu lassen.)* Die Videokassetten auf deiner rechten Seite sind noch unbespielt. Darauf kannst du aufnehmen, was du willst. Du kannst beginnen mit der, die du in der Hand hast. Du entscheidest! Du könntest natürlich auch den Inhalt der Kassetten der linken Seite auf die auf der rechten Seite kopieren. In 15 Jahren könntest du dann wieder bei 3. oder vielleicht sogar bei 1 landen! Aber es ist deine Entscheidung. *(Die Klientin spürt deutlich ihre Vergangenheit auf der linken Seite und das, was auf der rechten Seite noch entstehen soll. Die Übung gibt ihr kinästhetische Hinweise, stellt sie in den Mittelpunkt des Problems und regt zum Handeln an. Die Therapeutin kann es wie folgt noch verstärken.)* Aber vielleicht bleiben nur noch 5 Kassetten zum Aufspielen? *(Sie nimmt einige Videokassetten auf der rechten Seite weg, legt sie in einen Schrank und schließt die Tür. Die Klientin erkennt, dass ihr immer weniger Zeit bleibt, ihr Ziel zu erreichen.)* Aber schau mal, vielleicht bleiben nur 3 übrig, das kann man nicht wissen. *(Die Therapeutin wiederholt die Aktion und lässt nur zwei Videokassetten auf der rechten Seite der Klientin liegen.)* Du kannst also auf diese Kassetten alles aufspielen, was du möchtest, du kannst eine 2, eine 5 oder eine 10 auf der Skala erreichen, je nachdem wie lebensfroh du sein wirst. Und wenn dann nur noch eine übrig wäre? *(Sie nimmt erneut Videokassetten auf der rechten Seite weg und lässt ihr nur noch die, die sie in der Hand hält.)* Was könntest du denn darauf aufnehmen, Renate, so dass es eine 10 wird? *(Schweigen)* Wenn ich an deiner Stelle wäre, würde ich mir diese Chance nicht entgehen lassen; vielleicht bleibt dir ja nur die Hälfte einer Videokassette?

Beispiel 3: Der Erwachsene und das Kind in uns

Nach jedem Konflikt zieht sich Juliane so lange zurück, bis sich ihr Mann bei ihr entschuldigt. Dieser klagt über die schlechte Laune seiner Frau, die manchmal zwei oder drei Wochen lang andauert. Das Gespräch verläuft unter der Überschrift: *Der Unterschied zwischen dem Erwachsenen und dem Kind in uns.*

Therapeutin: Juliane, wir stellen uns einmal vor, dass diese Videokassette die Erfahrung Ihrer Kindheit enthält. *(Sie legt das Video auf einen Kinderstuhl.)* Erzählen Sie mir, als Juliane ein Kind war, wie lebte sie ihren Schmerz oder ihre Wut normalerweise aus?

Juliane *(sucht nach Erinnerungen aus der Kindheit)*: Sie war beleidigt.

Therapeutin: Warum war sie beleidigt?

Juliane *(erstaunt über diese Frage)*: Das weiß ich nicht! Ich denke, sie war zu emotional, um anders zu reagieren, sie hatte Angst, vor den anderen in Tränen auszubrechen.

Therapeutin: Glauben Sie, Juliane, war es eine sinnvolle Strategie der kleinen Juliane, mit ihrem Schmerz und ihrer Wut so umzugehen?

Juliane: Nein! Im Gegenteil, ich denke, sie hat sich damit noch mehr Schmerz zugefügt.

Therapeutin *(nimmt eine neue Videokassette und legt sie auf den Stuhl für einen Erwachsenen)*: Diese Kassette gehört einem Erwachsenen und enthält bessere Wege und reifere Verhaltensweisen, mit den Problemen umzugehen. Wenn Sie sich darauf beziehen, werden Sie einen Weg finden, als Erwachsene ein zwischenmenschliches Problem oder eine Meinungsverschiedenheit zu klären. Nehmen wir z. B. die vergangene Woche, als Ihr Mann den Hochzeitstag vergessen hatte. Sie haben in dieser Situation das Verhalten von der ersten Videokassette gewählt, nicht wahr? *(Sie weist auf den Kinderstuhl, der für die kleine Juliane steht.)* Was hätten Sie anders gemacht, wenn Sie eine Strategie von der neuen Kassette gewählt hätten? *(Die Therapeutin zeigt auf das Video, das auf dem Erwachsenenstuhl liegt.)*

Juliane *(fixiert die neue Kassette einen Moment lang)*: Ich weiß nicht!

Therapeutin: Was glauben Sie, was wäre geschehen, wenn Sie gesagt hätten: »Schatz, es ist wirklich sehr schade, und ich bedaure es sehr, dass du unseren Hochzeitstag vergessen hast. Dieser Tag ist für mich sehr wichtig. Ich habe den Eindruck, dass die einzige logische Erklärung dafür ist, dass du mich nicht mehr liebst und dass dir unsere Beziehung nicht wichtig ist.«

Juliane: Aber nein, das stimmt ja nicht. Ich habe den Eindruck, dass er es absichtlich getan hat, um mir wehzutun, weil ich ihn vor sechs Monaten gebeten habe, ein Fest für unseren Hochzeitstag zu organisieren. Und er hatte es zugesagt.

Therapeutin: Nun gut, also der Erwachsene hätte dann wohl eher gesagt: »Schatz, ich bin wirklich traurig und enttäuscht, dass du unseren Hochzeitstag vernachlässigst. Du hattest mir versprochen, ein Fest zu organisieren, als wir Silvester darüber gesprochen haben. Mein Eindruck ist, dass du es absichtlich nicht gemacht hast, weil du genau weißt, dass es mir sehr wehtun würde. Stimmt das?« Was halten Sie davon, Juliane? Glauben Sie, dass diese Reaktion besser gewesen wäre? *(Jetzt könnte die Klientin aufgefordert werden, die Rolle des Ehemannes zu übernehmen, so lange, bis die Erwachsenenrolle deutlich geworden ist und der Konflikt zufrieden stellend geklärt werden kann.)*

Juliane: Ja, das stimmt! Aber ich hätte nie daran gedacht, es so zu sagen. Ich sagte zu mir selbst: Wenn er mich liebte, dann würde er sich entschuldigen!

Therapeutin *(mit reifer, erwachsener Stimme)*: Das glaubte das kleine Mädchen! *(Sie zeigt auf die erste Videokassette.)* Selbst wenn andere uns lieben, bedeutet es nicht, dass sie unsere Wünsche erraten, dass sie alles genau so erleben wie wir selbst? Um zu einer besseren Verständigung zu gelangen, ist es erforderlich, sich klar auszudrücken und es ggf. zu wiederholen, immer wieder zu wiederholen. Sind Sie damit einverstanden? *(Sie stimmt uneingeschränkt zu.)* Wie wäre es, wenn Sie der kleinen Juliane das auch sagen würden? *(Sie hält die zweite Videokassette der Klientin hin.)*

Juliane: Ach ja, das interessiert mich!

Beispiel 4: Das unruhige Kind

Wie im vorangehenden Fallbeispiel kann der Therapeut die Videokassette benutzen und den Klienten in eine Beobachter- oder Co-Therapeutenrolle versetzen. Diese Technik ist besonders wirksam in der Arbeit mit unruhigen Schulkindern und Jugendlichen.

Therapeutin: Jonathan, ich möchte dir etwas vorschlagen, möchtest du mit mir spielen?

Jonathan *(6 Jahre alt)*: Womit denn?

Therapeutin: Schau mal, dies ist die Videokassette von Jonathan von der vergangenen Woche. Wir werden versuchen, einmal zu sehen, wie es in der letzten Woche in der Schule gelaufen ist, einverstanden?

Jonathan: Er hat mit seinen Freunden gespielt.

Therapeutin: Er spielt gerne, nicht wahr? *(Jonathan nickt mit dem Kopf.)* Sind die Freunde nett zu ihm?

Jonathan: Nicht immer. Manchmal. Manche sagen, er würde stören.

Therapeutin: Stimmt das? Warum sagen sie das?

Jonathan: Weil ich mit ihnen spielen will, aber sie wollen lieber ihre Hausaufgaben machen.

(Es macht nichts, wenn der Klient zwischen »ich« und »er« wechselt. Aber es ist wichtig, dass der Therapeut die dritte Person und damit die Dissoziation beibehält).

Therapeutin: Ach so, und was hat die Lehrerin auf der Videokassette dann mit Jonathan gemacht?

Jonathan *(schaut konzentriert auf die Videokassette)*: Sie hat immer zu ihm geschaut und hat ihn oft zur Strafe in die Ecke gestellt.

Therapeutin: Ach ja? Und warum?

Jonathan: Sie sagt immer, dass ich die anderen störe.

Therapeutin: Ah! Und wie waren Papa und Mama zu Jonathan auf dieser Kassette?

Jonathan: Nett.

Therapeutin: Immer nett?

Jonathan: Nein, manchmal sind sie sauer, wenn ich in der Schule bestraft werde, und dann schimpfen sie auch mit mir.

Therapeutin: Sag mal, weint Jonathan manchmal auf dieser Videokassette, wenn er allein ist?

Jonathan *(ein wenig zögerlich)*: Ja. Natürlich.

Therapeutin: Schau, Jonathan, dies ist eine neue Kassette. Es ist auch eine von Jonathan, dem Jonathan, der gerne mit seinen Freunden spielt, der sich aber sagt: »Nein, ich werde auf die Pause warten, auf das Ende der Stunde! Das ist zwar schwierig, aber ich werde es versuchen und mich anstrengen.« *(mit etwas theatralischer Miene)* Glaubst du, dass dieser Jonathan von seinen Freunden als störend empfunden wird?

Jonathan *(sehr konzentriert, um sich vorzustellen, wie das sein wird)*: Nein.

Therapeutin: Wird dieser Jonathan von seiner Lehrerin ausgeschimpft oder wird sie nett zu ihm sein?

Jonathan *(nachdenklich)*: Ich glaube, sie wäre nett!

Therapeutin: Und glaubst du, dass Papa und Mama sich freuen würden?

Jonathan *(nickt überzeugt mit dem Kopf)*: Aber ja!
Therapeutin: Glaubst du, dass dieser Jonathan weint, wenn er alleine ist?
Jonathan *(versucht, es sich vorzustellen)*: Nein!

(Der Therapeut versucht, so natürlich wie möglich die Realität des Kindes, seine Bedürfnisse und Möglichkeiten zu erfassen und ihm erfahrbar zu machen, welchen Preis er für sein jetziges im Vergleich zu einem angemessenerem Verhalten zahlt.)

Therapeutin *(nimmt die beiden Videokassetten)*: Welche möchtest du diese Woche mit nach Hause nehmen?
Jonathan: Diese da! *(Er zeigt auf die Kassette mit dem »freundlichen« Jonathan.)*
Therapeutin: Sehr gut, sieh mal, was wir jetzt machen: Ich werde die andere Videokassette behalten, dann wird sie dich auch nicht mehr stören. *(Diese hypnotische Induktion à la Erickson ist sehr wirksam. Es lohnt sich, sie auszuprobieren.)* Und die neue Kassette nimmst du jetzt mit. Es ist ein Geheimnis zwischen uns beiden. Nimm die Kassette und leg sie in deinen Schulranzen. In der Schule kannst du sie in dein Pult legen. Sie wird dich daran erinnern, wie du dich von nun an verhalten willst. Einverstanden?

Daraus ein Geheimnis zu machen, motiviert den Jungen noch stärker, das Wunschverhalten zu zeigen. Der Therapeut kann bei der nächsten Sitzung anhand der Videokassette eine Bilanz der vorangegangenen Woche ziehen und Veränderungen festhalten.

Filter

Mit einem Filter kann man dem Klienten verdeutlichen, wie wichtig es ist, Informationen von gewissen Personen zu selektieren. Jeder Filter kann dazu benutzt werden, sogar einfache Kaffeefilter.

Beispiel: Informationen filtern

Brigitte ist Tierärztin und seit einem Monat krankgeschrieben. Das abwertende Verhalten ihres Arbeitgebers ihr gegenüber sei der Grund für ihre depressive Stimmung. Er beleidigt, belästigt und beschimpft sie, sobald sie die Praxis betritt. Die Gründe dafür sind nicht bekannt. Der Filter kann eine der Techniken sein, die der Therapeut ihr anbietet.

Therapeut: Auch in der Psychologie macht man Laboruntersuchungen! Nehmen wir doch einmal dieses Glas. Jedes Mal, wenn uns Leute, denen es gut geht, etwas erzählen *(gießt symbolisch Wasser in das Glass)*, dann kann man diese Bemerkungen nehmen und herunterschlucken, d. h., man kann das Glas austrinken *(Er trinkt das Glas aus.)* Meist fühlt man sich danach erfrischt, genährt und gestärkt. Aber leider kommt es auch vor, dass man mit frustrierten, wütenden, neidischen und kranken Menschen zu tun hat. Sie machen oft unangemessene Bemerkungen. *(Der Therapeut imitiert den Chef in seinem aggressiven Ton und wirft gleichzeitig Abfall und Dreck in das Glas.)* Los Brigitte, trink das!

Brigitte: Aber nein, das ist ja widerlich!

Therapeut: Aber genau das hast du getan. Du hast all den Unsinn, den dein Chef äußert, heruntergeschluckt. Und jetzt kommst du zu mir und sagst, dass du Verdauungsprobleme hast. Es erstaunt mich nicht! Informationen müssen gefiltert werden! *(Der Therapeut stellt einen Filter auf ein anderes Glas und schüttet den verdreckten Inhalt hinein. Der Schmutz wird zurückgehalten, während die Flüssigkeit sauber in das Glas fließt.)* Nur Botschaften von netten Menschen werden aufgenommen. Der Rest wird im Filter zurückgehalten und dann weggeworfen. Damit haben wir nichts zu tun!

Ausgelöst durch dieses Experiment geht die Diskussion nun darüber, wie der Klientin geholfen werden kann, damit sie positive von feindseligen Botschaften unterscheiden lernt. Der Therapeut kann ihr auch einen Filter aushändigen und sie ermutigen, diese Technik im Laufe der kommenden Wochen auszuprobieren.

Im Übrigen erweist sich der Filter auch als besonders hilfreich bei der Arbeit mit Kindern, die unter den negativen Sprüchen ihrer Klassenkameraden leiden, oder in Paartherapien, wenn einer von beiden verbal sehr aggressiv ist.

20-Euro-Schein

Diese Impact-Technik wird am häufigsten eingesetzt. Mit ihr ist es möglich, eine intensive und nahezu permanente Wirkung bei den Klienten auszulösen, die ja, wie wir alle, ständig mit Geldscheinen in Berührung kommen.

Beispiel 1: Selbstrespekt bei Inzest

Immer wieder berichten Frauen, dass sie durch wiederholten Missbrauch ihren Selbstwert verloren haben. Da sie diese Erfahrung in unterschiedlicher Ausprägung als Erwachsene erneut durchleben, wird diese Selbstdiagnose immer wieder bestätigt. Häufig warfen ihnen die Mütter zusätzlich vor, den Missbrauch provoziert zu haben, wodurch zusätzlich Schuldgefühle entstehen.

Therapeut: Du scheinst zu glauben, dass du nicht viel wert bist. Lass uns die folgende Übung machen. Sag mir mal, wie viel ist dieser Geldschein wert?

Klientin: 20 Euro.

Therapeut: Das stimmt. Nun schau mal genau hin. *(Er nimmt den 20-Euro-Schein und zerknittert ihn so stark wie möglich, wirft ihn auf die Erde und trampelt heftig darauf herum. Gleichzeitig wiederholt er: »Du bist schuld! Du bist ihm hinterhergelaufen, du wolltest es doch!«)* Könnte es sein, dass du so seit deiner Kindheit empfindest?

Klientin *(mit Tränen in den Augen)*: Ja, so ist es auch heute noch.

Therapeut: Glaubst du deshalb, nichts wert zu sein?

(Die Klientin ist sehr bewegt, nickt mit dem Kopf.)

Therapeut *(hebt den Geldschein auf, streicht ihn glatt und zeigt ihn der Klientin)*: Nun, sag mir, wie viel ist der Schein jetzt wert?

(Die Klientin scheint erstaunt, aber hoffnungsvoller zu sein.)

Therapeut: Er ist immer noch 20 Euro wert, nicht wahr?

Klientin: Ja, aber jetzt ist er zerknittert!

Therapeut: Und wenn schon? Wie viel ist er wert, wenn ich jetzt mit diesem Schein in den Supermarkt gehe? 5 Euro, 15 Euro, 20 Euro? *(Er zeigt auf den Kinderstuhl, der für das kleine Mädchen steht, das missbraucht wurde.)* In all der Zeit hat das kleine Mädchen gedacht, dass es verantwortlich ist für das, was geschehen ist, und dass es wertlos ist, weil sein Papa das gemacht hat und weil ihm seine Mama sagte, es sei schuld. Heute, Hélène, schau es an. *(Ihre Aufmerksamkeit ist immer noch auf den Kinderstuhl gerichtet.)* Glaubst du, dass sie wirklich mit ihrem Papa schlafen wollte?

Klientin *(weint, mit heftiger Stimme)*: Nein!

Therapeut *(mit weicher Stimme)*: Ist das kleine Mädchen wirklich unaufrichtig, wie es seine Mutter behauptet? Sag es mir ganz offen.

Klientin: Natürlich nicht!

Therapeut: Glaubst du immer noch, dass es nichts wert ist?
Klientin *(Die Klientin schüttelt den Kopf.)*

In einer weiteren Variante dieser Übung schreibt die Klientin während der Therapiesitzung oder als Hausaufgabe ihren Vornamen und ihre positiven Eigenschaften in großen Buchstaben auf ein weißes Blatt Papier. Danach fordert der Therapeut sie auf, das Papier zunächst zu zerknittern und dann wieder glatt zu streichen. Dann fragt er, ob darauf noch alles lesbar ist. Die Klientin kann dann das Blatt Papier mit nach Hause nehmen und an einer Stelle anbringen, an der sie es täglich sieht.

Beispiel 2: Stopp der Selbstkritik

Ein Kollege schlug eine weitere Verwendung des 20-Euro-Scheins vor. Er setzte ihn bei Klienten ein, die sich ständig selbst kritisieren und abwerten. Der Kollege stellte eine Verbindung her zwischen dem Wert der Person des Klienten und dem des Geldscheins, indem er ihn aufforderte, den Geldschein zu zerknittern und damit die selbstabwertende Haltung zum Ausdruck zu bringen. Er benutzte den Geldschein auch zur Evaluation der Entwicklung zwischen den Gesprächen.

Bindfäden

Ein kurzer Bindfaden repräsentiert eine Person, die sich leicht aufregt, aufgebracht und wütend wird. Ein langer Bindfaden steht für eine geduldige und bedachtsame Person, die sich bei schwierigen Ereignissen beherrschen und durchsetzen kann.

Beispiel: Schüler in Schwierigkeiten

Es gibt vielfältige Einsatzmöglichkeiten des Bindfadens z. B. bei Schwierigkeiten in der Schule.

Sabrina: Ich habe überhaupt keine Lust mehr an der Schule. Ich verhaue alle Mathearbeiten, ich verstehe nichts mehr und kriege nichts mehr geregelt.

Therapeutin: Sabrina, ich glaube, es ist eine Frage der Zündung. Schau mal. *(Sie nimmt einen kurzen Bindfaden.)* Dieser Docht hier steht für eine Person, die Schwierigkeiten mit ihren Matheaufgaben hat. Sie versucht es ein bisschen, dann noch ein bisschen, und zuletzt gibt sie auf. Ein anderer Schüler *(zeigt ihr einen Bindfaden, der sehr viel länger ist)* hat auch Matheprobleme, aber er hält durch. Er versucht es, versucht es noch mal, macht weiter, arbeitet noch mehr, holt sich Hilfe, versucht mit allen Mitteln, das Ziel zu erreichen. *(Die Therapeutin kann die Hilfsmöglichkeiten auch auf ein Flipchart schreiben.)* Was meinst du, welcher von beiden hat mehr Aussichten, die Oberstufe zu erreichen? *(Sie nimmt beide Bindfäden und hält sie vor die Klientin.)*

(Sabrina zeigt auf den längeren Bindfaden.)

Therapeutin: Wer von beiden wird sich wahrscheinlich wohler fühlen, wem wird es besser gehen?

Sabrina: Dieser da! *(Sie zeigt auf den längeren Bindfaden.)*

Therapeut: Welcher der beiden ist deiner Meinung nach besser für das Leben gerüstet? Du weißt, es geht ja nicht nur darum, in der Schule gute Arbeiten zu schreiben, sondern es ist im Leben wichtig durchzuhalten, wenn Schwierigkeiten auftauchen.

Sabrina: Ja, ja! *(Es leuchtet ihr ein.)*

Therapeutin: Mit welchem Bindfaden willst du heute weitermachen? *(Die Therapeutin überreicht der Klientin den gewünschten Bindfaden. Sie kann ihr auch mehrere mitgeben, damit die Klientin sie aufhängen kann, sozusagen als Dekoration. Diese Übung wird auch in der Arbeit mit Eltern von Jugendlichen angewandt.)*

Kartenspiel

Einige Kollegen berichten, dass sie bei älteren Klienten sehr erfolgreich mit Karten gearbeitet haben. Ältere haben oft vielfältige Erinnerungen an Kartenspiele, dadurch ist ihr Einsatz im psychotherapeutischen Kontext noch wirksamer als bei Jüngeren. Kartenspiele sind in vielen Gesellschaftsschichten verbreitet und bieten vielen Menschen einen praktischen Einstieg in die Therapie.

Beispiel 1: Wenn bei älteren Menschen die Lust am Leben schwindet

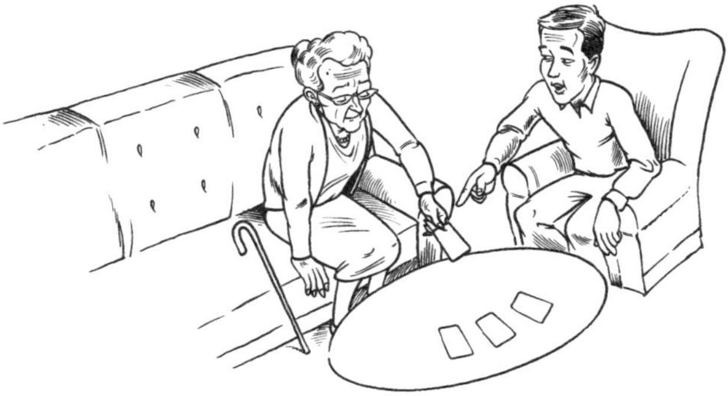

Ingrid wurde vor sechs Monaten in ein Altenheim eingewiesen. Ihre Kinder sind berufstätig, leben bei ihren Familien und haben kaum noch Zeit für ihre Mutter. Da sie es kategorisch ablehnt, mit den anderen Bewohnern des Heims Kontakt aufzunehmen, ist sie immer allein. Die Einsamkeit und Leere nehmen ihr die Lust am Leben.

Therapeut: Ingrid, sagen Sie mir, wie würden Sie Ihr Leben seit Ihrer Ankunft hier im Haus auf einer Skala von 0 bis 10 einschätzen?
Ingrid *(ziemlich desinteressiert)*: Uff! Das ist Null!
Therapeut: Ingrid, spielen Sie Karten?
Ingrid: Nein, ich bleibe lieber in meinem Zimmer.
Therapeut *(fällt ihr ins Wort)*: Nein, nein, ich wollte fragen, ob Sie überhaupt in Ihrem Leben, ob Sie früher Karten gespielt haben?
Ingrid: Ja, natürlich, aber ...
Therapeut *(unterbricht sie erneut)*: Ich schlage Ihnen eine kleine Partie vor. Kennen Sie Doppelkopf oder Poker?
Ingrid: Nein. Das habe ich nie gespielt.
Therapeut *(verteilt an jeden fünf Karten)*: Das ist ganz einfach. Sehen Sie mal, es reicht, gute Karten zu haben, am besten sollte es eine Reihe von fünf oder zumindest ein paar Folgekarten sein. Schauen Sie Ihre Karten an, behalten Sie die passenden Karten, legen Sie die anderen ab. Ich gebe Ihnen dann neue. *(Der Therapeut legt die nicht passenden Karten zur Seite und sucht für sich Asse und einen König aus dem Kartenstapel heraus, gibt Ingrid aber keine weiteren Karten, wie es in den Spielregeln vorgesehen ist.)*

Therapeut: Sehr gut, welche Karten haben Sie jetzt?

Ingrid: Ich habe nichts Tolles. *(Sie hat nur ein paar Vierer.)*

Therapeut: Das heißt, Sie verlieren! Aber das ist nicht schlimm. Wir machen ein neues Spiel. *(Der Therapeut wiederholt den Vorgang: fünf Karten für jeden, aber keine weiteren für die Klientin. Dann sucht er sich die Asse aus dem Kartenstapel heraus. Nach einer gewissen Zeit reagiert die Klientin unwirsch.)*

Ingrid: Aber das ist nicht richtig, das ist ungerecht. Sie suchen für sich die guten Karten heraus, und mir geben Sie keine!

Therapeut: Hm! Wäre es zutreffender zu sagen, Sie wollen keine Karten? *(Schweigen)* Sehen Sie, seitdem ich zu Ihnen komme, versuche ich, Ihnen gute Karten zu geben, aber Sie lehnen es immer wieder ab. Ich wollte Sie den Leuten hier im Haus vorstellen und Sie zu Aktivitäten einladen. Jedes Mal geben Sie mir die gleiche Antwort: »Lassen Sie mich in Ruhe. Ich bin lieber allein!« *(Schweigen)* Dabei weiß ich, dass Sie gute Karten in Ihrem Spiel haben. Gesundheitlich geht es Ihnen gut, im Kopf sind Sie sehr helle. Ich glaube, Sie sind auch eine dynamische Person, wenn man sieht, was Sie alles in Ihrem Leben auf die Beine gestellt haben. Sie haben die besten Trümpfe, aber spielen nur mit der Pik-Zwei und sagen immer wieder, dass es nichts nützt, dass Sie lieber alleine sind und dass niemand Sie mag. Wenn Sie die guten Karten ausspielen würden und sich die Karten besorgen würden, die Ihnen fehlen, dann würde sich Ihr Leben positiv verändern.

Diese Intervention hatte eine starke Wirkung auf die Klientin. Schon nach einer Woche veränderte sie ihre Haltung. Vielleicht fallen Ihnen weitere Einsatzmöglichkeiten für diese Technik bei Ihren Klienten ein?

Beispiel 2: Selbst entscheiden lernen

Judith, 32 Jahre, fühlt sich emotional abhängig und unfähig, Entscheidungen zu treffen.

Therapeut: Judith, kennst du das Kartenspiel 66?

Judith: Nein, ich kann nicht gut Karten spielen!

Therapeut: Wir können es mal versuchen. Du wirst sehen, es ist interessant.

(Judith fügt sich, ohne zu murren wie sonst auch.)

Therapeut *(Er verteilt an jeden drei Karten. Das Spiel besteht darin, 66 Punkte mit Karten derselben Kategorie zu erlangen, z. B. einen Karo-*

Bauern, eine Karo-Dame und ein Karo-Ass. Normalerweise nimmt man jeweils eine Karte vom Stapel, je nachdem, was der vorherige Spieler ablegt. In diesem Beispiel bestimmt der Therapeut sehr deutlich, was die Klientin legen soll): Welche Karten hast du?

(Das Spiel zeigt, dass die Klientin wie im Alltagsleben reagiert. Judith zeigt spontan ihre Karten und spielt so, wie der Therapeut es ihr sagt.)

Therapeut: Welche Karten hast du jetzt?

(Judith deckt ihre Karten auf und legt die ab, die der Therapeut nennt, auch wenn es für sie nachteilig ist. Die besten Karten sucht der Therapeut für sich selbst heraus. Die Klientin akzeptiert es. Nach einer gewissen Zeit erreicht er 66 Punkte, und sie hat so gut wie keine.)

Therapeut *(klopft auf den Tisch, um Judith zu signalisieren, dass nur noch eine Runde zu spielen ist und sie sich weiter verschlechtert hat)*: Welche Karten hast du?

Judith *(legt wieder offenherzig die Karten auf den Tisch)*: Ich glaube, ich habe nicht viele Punkte!

Therapeut: Ha, ich habe viele Punkte! Findest du es gut, dein Spiel von jemand anderem spielen zu lassen?

Judith: *(Diese Frage trifft sie wie eine Ohrfeige. Sie ist alles andere als eingeschnappt und erfasst die Parallele zwischen dem Spiel und ihrem eigenen Leben.)* Ich versteh' was du mir sagen willst. *(Schweigen)* Genau das habe ich mein Leben lang getan: Ich habe gewartet, bis andere mir sagen, was ich tun soll!

Therapeut: Und was wirst du von jetzt an tun?

Judith: Eins ist klar, ich habe meine Situation noch nie so deutlich gesehen.

Therapeut: Was hältst du davon, noch eine Partie zu spielen, und dieses Mal entscheidest du, welche Karten du legst?

Judith: Okay, einverstanden!

(Der Therapeut testet die Klientin, indem er in ihre Karten schaut und ihr sagt, welche sie spielen soll. Wenn sie die Botschaft gut verstanden hat, dann müsste sie widersprechen oder zumindest bemerken, dass sie wieder in ihre passive Haltung verfällt. Manchmal ist es sinnvoll, diese Übung zu wiederholen, bis die Person sicherer in ihrer Selbstbehauptung geworden ist. Am Ende überreicht der Therapeut ihr Karten mit 66 Punkten, die sie nun in ihrer Handtasche bei sich trägt.)

Beispiel 3: Magisches Denken

Markus ist Alkoholiker und drogenabhängig. Er hält es nie länger als sechs Monate an einer Arbeitsstelle, in einer Wohnung oder in einer Beziehung aus. Mit 33 Jahren hat er den Abschluss der 10. Klasse noch nicht geschafft. Trotz allem ist er überzeugt, dass er früher oder später einen sehr gut bezahlten Top-Job finden wird. Das nennt man magisches Denken.

(Der Therapeut greift wie in dem vorhergehenden Fallbeispiel zu dem Kartenspiel und hält dieses Mal alle vier Asse für sich zurück. Nach einigen Spielen reagiert Markus.)

Markus: Aber, das verstehe ich nicht! Da kann ich ja nie gewinnen, wenn du die Asse für dich behältst und pfuschst!

Therapeut: Aber ich pfusche gar nicht! Ich hole nur die Karten, die ich brauche, um im Spiel zu gewinnen! Hast du eine Ahnung, was ich dir zu erklären versuche?

Markus *(denkt nach)*: Ich glaube schon. Du willst mir zeigen: Wenn ich so lange warte, bis die Dinge von selbst geschehen, dann könnte es sein, dass ich sehr lange warten muss. Ich muss mir selbst beschaffen, was ich brauche. Meinst du das?

Therapeut: Genau das! Siehst du, wenn du z. B. einen Krankenwagen fahren willst *(sein Traum ist es, eines Tages Krankenwagenfahrer zu sein)*, dann zeig mir deine Karten. Da stimmt etwas nicht. Du bekommst niemals solch einen Job! Die Karte mit der 10. Klasse fehlt in deinem Spiel. Und da gibt es noch andere schlechte Karten, die mit dem Alkoholismus und die Karte mit der Unzuverlässigkeit. Wenn du es hinkriegen würdest, diese schlechten Karten abzulegen *(demonstriert es)*, und alles daran setzt, um die fehlenden Karten zu erlangen *(sucht weitere Karten in dem Kartenstapel)*, dann könntest du dein Spiel gewinnen.

Markus: Ich habe den Eindruck, dass es Karten gibt, die ich schon seit meiner Geburt mit mir herumtrage.

Therapeut: Das kann sein, aber es bedeutet nicht, dass du sie nicht aufnehmen und dann auch ablegen kannst! Natürlich bekommen wir alle am Anfang unseres Lebens bestimmte Karten zugeteilt. Zum Beispiel die Körpergröße: Du bist 1,78 m groß, du hast braune Augen etc. Dies sind Karten, die du nicht verändern kannst. Aber die Karten: Unzuverlässigkeit, Alkohol, keine 10. Klasse etc. sind ungünstig, und ich würde dir raten, neue vorteilhafte Karten zu beschaffen. Was hältst du davon?

Markus: Ja, das macht Sinn! Womit kann ich beginnen?

Therapeut: Ich glaube, es wäre gut, wenn du die Karten in deiner Hand genau anschauen und entscheiden würdest, welche du behalten und welche du ablegen willst. Welche Karten sind nützlich, und mit welchen Karten kannst du es schaffen?

Beispiel 4: Liebe macht blind

Selten sind Eltern im Blick auf ihr Kind unvoreingenommen. Ihr Kind ist immer schöner und besser. Das Gleiche gilt für Verliebte. Der andere hat nur Qualitäten, keine Fehler! Leider führt diese emotionale Kurzsichtigkeit häufig zu Problemen. Hier ein Fallbeispiel dazu.

Johanna lebt seit sechs Jahren mit Julien zusammen. Die meiste Zeit verbringt er in der Wirtschaft und trinkt. Wenn er endlich mal Arbeit gefunden hat, schafft er es, sie bald wieder loszuwerden, er beklaut seinen Chef oder verletzt sich und lässt sich krankschreiben. Es bleibt nur wenig Zeit und Geld für seine Partnerin. Johanna sieht es aus ihrer Sicht völlig anders. Sie ist davon überzeugt, dass er sich ändern und sich mehr um sie kümmern wird. Sie glaubt, dass er sich völlig verändern wird, obwohl seinerseits keinerlei Motivation dazu besteht.

Therapeut *(wählt aus einem Kartenspiel nach dem Zufallsprinzip 15 Karten aus und legt sie mit der Vorderseite nach unten auf den Tisch, um zu verdeutlichen, dass Johanna der Realität nicht ins Auge schaut)*: Dies sind Juliens Karten, sie verkörpern seine Schwächen und seine Fähigkeiten. Sie denken also, dass Julien zum Beispiel einen Herz-König hat, d. h., dass er den Wunsch hat, zuverlässiger zu werden und mehr für Sie da zu sein. Ist das so?

Johanna: Ja, ich weiß es, er wird es schaffen. Er hat unendlich viele Potenziale und ist voller Talente. Er wirkt vielleicht nicht so, weil er dick und groß ist, aber im Grunde ist er der zärtlichste und sensibelste Mann der Welt.

Therapeut: Na, o. k., dann möchte ich Sie bitten, dass Sie hier einmal den Herz-König heraussuchen.

Johanna: *(Die erste ausgewählte Karte ist nicht die richtige, sie wiederholt den Vorgang, jedoch ohne die gesuchte Karte zu finden. Der Herz-König befindet sich nicht unter den 15 Ausgangskarten)* Eine Kreuz-Sieben!

Therapeut: Ist es nicht auch so mit Julien? Jedes Mal, wenn er eine ungünstige Karte zieht und sein Verhalten Ihren Voraussagen widerspricht, dann sagen Sie: »Beim nächsten Mal, da bin ich mir ganz sicher, wird er es schaffen!«, nicht wahr? *(Die Klientin zögert ein wenig.)* Möchten Sie es erneut versuchen?

Johanna: *(Sie wählt eine weitere Karte, wieder nicht die gesuchte. Die Klientin versteht langsam, was der Therapeut ihr zeigen möchte. Sie spürt gleichzeitig eine tiefe Traurigkeit darüber, dass wahrscheinlich niemals ein Herz-König dabei sein wird)* Eine Herz-Fünf!

Therapeut: Wie finden Sie das?

Johanna: Das ist so, weil Sie ihn nicht kennen! Alle glauben, dass er ein Versager ist, aber er hat Herz, ganz viel Herz!

Therapeut: Gut, suchen Sie den König!

Johanna *(ein wenig aufgebracht, kann diese Sichtweise auf ihren Partner nicht wirklich akzeptieren)*: Es ist nur ein Spiel! Es will nichts heißen!

Therapeut: Johanna, im wirklichen Leben, in ihrer Beziehung zu Julien, haben Sie vielleicht ein einziges Mal den Herz-König gezogen?

(Johanna schweigt.)

Therapeut: Wie oft haben Sie eine ungünstige Karte in Bezug auf Julien gezogen? *(Johanna schweigt weiter.)* Ich glaube nicht, dass diese Karte existiert, Johanna, und wenn das so ist, wie viele Jahre wollen Sie noch hoffen, um sie endlich zu finden? Ein Jahr, fünf Jahre, zwölf Jahre? *(Längeres Schweigen)* Ich würde Ihnen den Herz-König gerne mitgeben *(überreicht ihr die Karte)*. Es könnte die einzige Gelegenheit sein, je einen Herz-König in den Händen zu halten!

Obwohl Johanna schweigsam blieb, hatte diese Impact-Übung eine tiefe Wirkung auf sie. Es wird ihr zukünftig schwer fallen, einfach nur weiter zu hoffen.

Diese Technik erwies sich auch in der Arbeit mit Eltern als hilfreich, die unrealistische Erwartungen mit ihren Kindern verknüpfen: das perfekte Kind, der disziplinierte Jugendliche, gehorsam und mit stets aufgeräumtem Zimmer! Diese Karten gehören einfach nicht in das Kartenspiel eines Kindes oder eines Heranwachsenden. Die Erwartung, ein Ass zu finden, und schließlich jedes Mal nur eine Herz-Acht oder eine Herz-Fünf zu erlangen, macht wütend und führt zu Spannungen. Mit dem Kartenspiel kann man den Eltern verdeutlichen, ihre Erwartungen auf eine realistische Ebene herunterzuschrauben.

Beispiel 5: Das richtige Ziel ansteuern

Immer wieder haben wir es mit Klienten zu tun, die uns davon überzeugen wollen, dass sie nichts mehr für sich tun können, dass ihr Leben unabwendbar und schicksalhaft von Unglück und Versagen gezeichnet ist. So ging es zum Beispiel einem jungen Mann, der nach einem schlimmen Unfall die Kontrolle über beide Beine, den Arbeitsplatz und seine Frau verloren hatte. Trotz der schlimmen Ereignisse kann auch ein derart traumatisierter Mensch ein zufriedenes Leben führen. Man kann es sich so vorstellen: Bis zu dem Tag des Unfalls arbeitete er hart und engagierte sich sehr, er verfügte also über sämtliche Trümpfe. Danach standen ihm nicht mehr alle Karten zur Verfügung. Nun muss er neue Karten aufnehmen und ins Spiel bringen. Manche Karte kann er noch spielen, Karo vielleicht, das ist zwar etwas völlig anderes als Kreuz, aber auch nicht schlecht. Heute geht es für ihn darum, einen neuen Weg mit angemessenen Zielvorstellungen zu finden. Der therapeutische Vertrag kann z. B. durch das Karo-Ass symbolisiert werden. Diese Analogie macht das Gespräch konkreter und bietet Orientierungspunkte für den Therapieverlauf.

Beispiel 6: Das Harmoniespiel

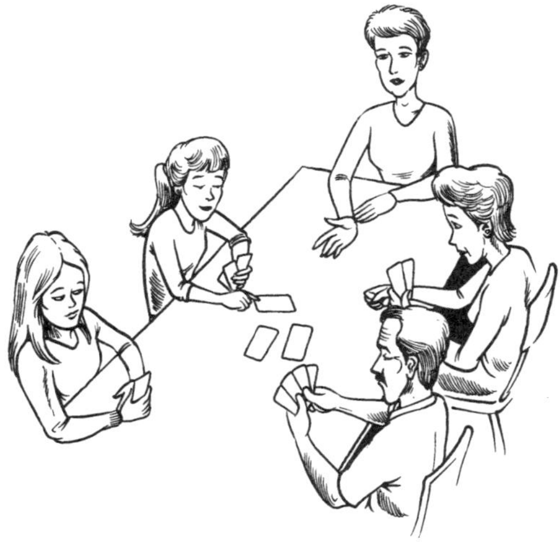

Auch wenn das Harmoniespiel in jeder Therapieform verwendet werden kann, wird es am häufigsten in der Paar- und Familientherapie eingesetzt. Die Herz-Karten sind die Karten für »Liebe«: Komplimente,

Freundlichkeiten, Überraschungsgeschenke etc. Pik-Karten stehen für unangenehme Verhaltensweisen: Bösartigkeit, Wut, Undankbarkeit, all die negativen Seiten einer Beziehung. Die Kreuz-Karten verkörpern die nonverbale und Karo-Karten die verbale Kommunikation. In anderen Worten: Für eine gute Kommunikation muss Kreuz gespielt und ein wenig Karo hinzugefügt werden, und wenn möglich bei Gelegenheit auch ein wenig Herz. Pik muss so weit wie möglich vermieden werden. Die Übung besteht darin, an alle Spieler die gleiche Anzahl Karten zu verteilen und sie zu fragen, wie viel Karten sie von der jeweiligen Kategorie besitzen. Danach werden sie aufgefordert, mit den Karten ihr tägliches Leben zu spielen. Die Erfahrung mit dem Kartenspiel lässt den Alltag greifbarer werden. Vor allem wird für jeden wahrnehmbar, welch einschneidende Rolle er selbst in der Beziehung mit anderen spielt. Der Therapeut kann entscheiden, ob er eine harmlose Situation erarbeitet oder wie im folgenden Beispiel eine Konfliktsituation zum Thema macht.

Therapeut *(richtet sich an die vier Familienmitglieder, nachdem die Bedeutung aller Karten erklärt wurde)*: Sie scheinen darin übereinzustimmen, dass in Ihrer Familie die Mahlzeiten ein schwieriges Problem darstellen. Ich möchte Sie bitten, mir anhand der Karten zu zeigen, was jeder von Ihnen dabei macht.

Mutter *(legt eine Kreuz-Sieben aus. Auf die Frage des Therapeuten, was diese Karte aussagt)*: Sagen wir mal ... steht für die Vorbereitung des Essens.

Lucia *(fährt fort mit einer Kreuz-Neun)*: In der Regel helfe ich Mama und decke den Tisch.

Vater *(nimmt eine Kreuz-Drei)*: Ich schaue Fernsehen, und die beiden sind in der Küche.

Lotte *(14 Jahre, spielt eine Pik-Fünf aus, alle scheinen einen Moment auf eine Erklärung zu warten)*: Ich finde es nicht in Ordnung, dass Papa vor dem Fernseher sitzt, anstatt uns zu helfen. Wir essen alle zusammen, alle arbeiten, und daher sollten sich auch alle an der Küchenarbeit beteiligen. Ich sehe nicht ein, warum sich allein die Frauen um das Essen kümmern sollen!

Therapeut *(unterbricht den Vater und die Mutter, die das Wort ergreifen wollen)*: Was bedeutet genau deine Pik-Fünf? Was willst du damit zum Ausdruck bringen?

Lotte *(ein wenig beleidigt)*: Ich mache so ein Gesicht, weil es nichts bringt, darüber zu sprechen. Ich habe es schon oft versucht, ohne Erfolg.

Therapeut: Und du, Lucia, was willst du mit deiner Kreuz-Neun sagen? Was spielst du aus?

Lucia *(überlegt ein wenig)*: Manchmal sage ich gar nichts, und in anderen Situationen versuche ich, ein paar Herz-Karten einzubringen.

Therapeut: Also los, leg eine Herz-Karte ab. *(Sie macht es.)* Und Sie beide? *(Er wendet sich an die Eltern.)*

Mutter: Oft versuche ich, mit einem Pik noch eins draufzusetzen, das muss ich zugeben ... Manchmal rutscht es mir so heraus. *(Sie geniert sich ein wenig vor ihrem Mann. Der Therapeut ermuntert sie, das Pik zu spielen, was sie zögerlich tut. Auch wenn es ein Spiel ist, fördert diese Geste ihr Verantwortungsgefühl für ihr Verhalten in der Familiendynamik.)*

Vater: Wenn man mir sagt, ich soll Pik spielen, dann mache ich das auch! *(Er versucht witzig zu sein, merkt jedoch gleichzeitig, dass ihn niemand zwingt, Pik zu spielen. Er legt eine Pik-Karte ab.)*

Der Therapeut kann diese Übung auf vielfältige Weise variieren: indem er zunächst Vor- und Nachteile der verschiedenen Kartenkategorie aufzeigt; indem er die Aktion führt und jeden einzeln auffordert, weitere Karten zu spielen. Manche Klienten können auf diese Weise begreifen, wo Fehl- oder Leerstellen sind, Herz oder Karo zum Beispiel, und es kann eine Motivation entwickelt werden, sich diese zu beschaffen. Kurzum, mit den Karten ist es leichter, die Aufmerksamkeit der Klienten auf das zu behandelnde Thema zu lenken und sie gleichzeitig im therapeutischen Prozess aktiv werden zu lassen. Diese Erfahrung erweist sich bei zahlreichen Interventionen und in interpersonellen Beziehungen als wirksam.

Kunststoffbecher (aus Polyäthylen)

Plastikbecher stehen für Selbstbewusstsein. Eine konkrete Repräsentation ist besonders dann von Vorteil, wenn ein abstraktes Konzept zur Diskussion steht. Bei den nachfolgenden Fallbeispielen kann es von Vorteil sein, dem Klienten nach der Sitzung den Becher mitzugeben, damit er ihn zu Hause oder bei der Arbeit zur Verfügung hat. Wenn er ihn regelmäßig im Laufe des Tages sieht, ist es eine Erinnerung und damit eine Verstärkung des therapeutischen Prozesses.

Beispiel 1: Wer zu viel gibt

An diesem Tag erscheint Nicole weinend zur Therapie. Ihre Schwester hat sie an ihrem Geburtstag nicht angerufen, obwohl sie ihr ihre schönsten Kleider, ihre besten Sachen, und sogar ihr neues Buch gegeben hatte, ohne es zuvor selbst gelesen zu haben. So etwas geschieht häufig. Nicole gehört zu den Menschen, die von positiven Rückmeldungen anderer abhängig sind, um sich selbst als wertvoll zu erleben. Sie untergraben ihr Selbstwertgefühl, indem sie, ohne Rücksicht auf sich selbst, anderen zu viel geben.

Therapeut: Nicole, lass uns versuchen zu verstehen, was passiert ist. Magst du? *(Er stellt einen Plastikbecher vor sie hin.)* Wir sagen jetzt einmal, dass dieser Becher das Selbstwertgefühl einer Person darstellt. Wenn diese Person ein gutes Selbstwertgefühl hat, bleibt der Becher so, wie er jetzt da steht, er ist ganz, und ich kann Wasser hineingießen, und alles bleibt drin. *(Er gießt Wasser hinein.)* Mit anderen Worten, wenn eine solche Person Komplimente bekommt, wenn man freundlich zu ihr ist, ihr Zuwendung gibt, dann nimmt diese Person die Anerkennung an und fühlt sich eine Zeit lang sehr gut. Aber, schau mal, was passiert, wenn dieser Becher Löcher hat und es wird Wasser hineingeschüttet? *(Der Therapeut bohrt einige Löcher in den Becher und ein großes Loch in den Boden, dann gießt er Wasser hinein.)* Solange Wasser nachgegossen wird, glaubt die Person, genug Wasser zu haben, selbst wenn das Wasser nicht drin bleibt. Aber wenn ich aufhöre nachzugießen, ist der Becher sehr schnell leer. Verstehst du, was ich damit sagen will?

Nicole: Ich glaube, dass ich ein wenig so wie der Becher mit den Löchern reagiere. Ich habe permanent das Bedürfnis, dass andere mir sagen, dass ich etwas kann, dass ich super bin, um meinen Wert zu spüren. Aber sobald ich mit mir alleine bin oder sobald mir niemand mehr etwas Nettes sagt, fühle ich mich leer und wertlos.

Therapeut: Genau das ist es! Meiner Meinung nach sind damit zwei Probleme verbunden. Das erste ist, wenn der Becher ein Loch hat, dann kann es niemals ausreichen, egal wie viel Aufmerksamkeit und Zuwendung du bekommst. Es bleibt nichts drin. Stimmt das?

(Die Klientin nickt.) Das zweite Problem besteht darin, dass es zu einer Erosion kommt, so wie das Wasser am Meer die Felsen nach einiger Zeit abschleift. Je mehr Wasser durchfließt, umso größer werden die Löcher und umso mehr Wasser muss nachgegossen werden, um zumindest einige Tropfen zu bewahren.

Nicole *(sehr nachdenklich)*: Ich habe immer geglaubt, dass wenn ich besonders nett zu anderen bin und ihnen vieles schenke, dann würden sie mich mögen, aber in Wirklichkeit hält es nur einen kleinen Moment lang an. Danach ist es leider so, dass sie nur noch dann zu mir kommen, wenn sie etwas haben wollen ... Aber wenn ich selbst etwas brauche, ist niemand für mich da. Was soll ich tun?

Therapeut: Könnten wir sagen, dass du verstanden hast, was du vermeiden solltest? Nichts mehr geben mit dem Ziel, geliebt zu werden! Und dann müssen wir daran arbeiten, wie du die Löcher in dem Becher reparieren kannst.

Nicole: Das stimmt, ich habe es noch nie so klar gesehen! Kann ich diesen Becher mit nach Hause nehmen?

Beispiel 2: Selbstwertgefühl entwickeln

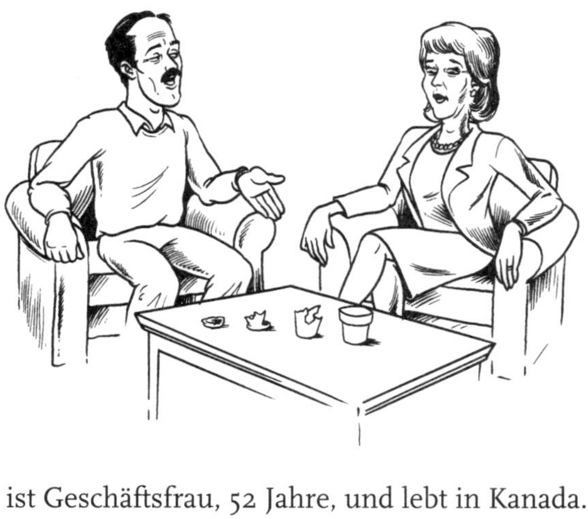

Margot ist Geschäftsfrau, 52 Jahre, und lebt in Kanada. Sie fühlt sich wertlos, nachdem ihre Beziehung kürzlich zu Ende ging. Sie neigt dazu, die Dinge zu generalisieren und ihr ganzes Leben als gescheitert zu sehen. Der Therapeut kannte sie schon aus einer vorherigen Konsultation und wusste, dass dies nicht zutraf.

Therapeut: Margot, schauen Sie mal diesen Plastikbecher an. Ich möchte, dass Sie sich einmal vorstellen, dass sich darin Ihr Selbstwertgefühl von vor 20 Jahren befindet, als Sie nach Kanada kamen. Es war nicht ganz okay, ein wenig so wie der Becher, den Sie in der Hand halten, nicht wahr? Ich möchte Sie bitten, dass Sie ihn einmal in die Form bringen, dass er so aussieht, wie Sie sich damals gefühlt haben.

Margot: Das war nicht so toll damals! Voilà, ich würde sagen er sah in etwa so aus. *(Margot zerknittert den Becher ziemlich stark, so dass nur noch der Boden ganz bleibt.)*

Therapeut: Und jetzt möchte ich, dass Sie diesen Becher nehmen *(hält ihr einen neuen Becher hin)* und dass Sie ihn ebenfalls in eine Form bringen, so wie Sie vor 10 Jahren, nach Ihrer Scheidung, gewesen sind und nachdem Sie Geschäftsfrau geworden waren.

Margot: Ja, da sah das anders aus! Ich würde sagen, das war so. *(Der Becher sieht sehr viel gerader aus als der andere, obwohl er nun auch ein wenig zerknittert ist.)*

Therapeut: Dieser Becher könnte doch nun *(hält ihr einen weiteren Becher hin)* das Bild wiedergeben, das Sie vor zwei Monaten, vor der Trennung von Hans, von sich hatten. Könnten Sie ihn bitte so formen, dass er zeigt, wie Sie sich in dem Augenblick gefühlt haben?

Margot: Gut! Das sah so aus. *(Margot lässt den Becher fast unversehrt, es befinden sich nur einige kleine Löcher am oberen Rand.)*

Therapeut: Schauen wir uns das Ganze einmal an. Sie sagen heute, dass Sie das Gefühl haben, nichts wert zu sein und dass Ihr Leben verfehlt ist. Das sehe ich nicht so! *(Die Klientin ist sehr überrascht und auch beruhigt, weil sie erkennt, dass es stimmt.)* Sagen Sie, Margot, was haben Sie gemacht, um vom ersten zum zweiten Becher zu gelangen?

Margot *(sichtbar nachdenklich)*: Ich habe es mir abgewöhnt, auf die anderen zu hören, und habe begonnen, mir selbst zu vertrauen. Ich habe angefangen, an mich zu glauben und in mein eigenes Potenzial zu investieren.

Therapeut: Das haben Sie ganz alleine gemacht, niemand, weder im Beruf noch in der Familie, hat Ihnen dabei geholfen?

Margot: Ja, das stimmt.

Therapeut: Wie haben Sie es geschafft, vom zweiten zum dritten Becher zu gelangen?

Margot *(wiederum sehr nachdenklich)*: Ich glaube, es war eine Frage der Disziplin. Ich habe bei der Ernährung mehr auf mich geachtet und habe mehr Sport getrieben. Ich habe es genossen, manchmal allein, und manchmal mit Freunden zusammen zu sein. Ich habe gute Freunde gefunden und habe dennoch meine eigenen Vorstellungen entwickelt.

Therapeut: Margot, was können Sie jetzt tun, um von dem dritten Becher zu einem weiteren zu gelangen, der natürlich heil ist? *(Der Therapeut stellt einen weiteren Becher hin.)*

Margot *(ein wenig mürrisch)*: Ich glaube, dass ich zunächst wieder ein wenig in Gang kommen und aufhören muss, mich abzuwerten, weil Hans mich fallen gelassen hat und zu seiner Frau zurückgegangen ist. Diese Übung führt mich wieder auf den richtigen Weg und lässt mich wieder meinen eigenen Wert erkennen.

Beispiel 3: Ungesunde zwischenmenschliche Dynamik

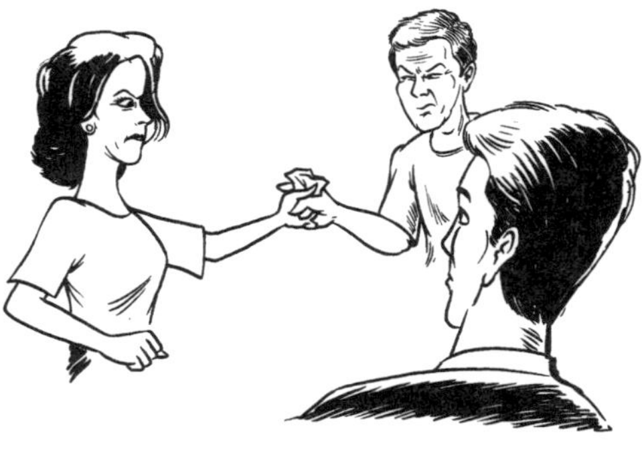

Nachdem der Therapeut eine Weile zuhört, wie sich das Ehepaar gegenseitig beschuldigt und abwertet, schlägt er eine Übung vor, um sie auf eine kreative Idee zu bringen.

Therapeut: Gestatten Sie mir, Sie zu unterbrechen? Wenn ich das richtig verstanden habe, dann scheint es so zu sein, dass Sie beide enttäuscht, traurig und wütend sind, weil der jeweils andere nicht sieht, was jeder von Ihnen gut und richtig macht. Er findet nur das, was nicht gut ist, und kommuniziert nur, um zu kritisieren und abzuwerten. Stimmt das? *(Beide Klienten nicken.)* Wenn Sie möchten, würde ich gerne eine Übung mit Ihnen machen, mit der wir das alles einmal aus einem anderen Blickwinkel betrachten können. Einverstanden? *(Beide stimmen mehr oder weniger zu. Der*

Therapeut gibt jedem einen Plastikbecher.) Jeder Becher stellt Ihre Persönlichkeit dar, Ihre Werte, Ihre Ideen, Ihre Bedürfnisse, Ihre Identität. Bitte schreiben Sie jetzt Ihren Vornamen auf diesen Becher, um noch besser zu spüren, dass er Sie repräsentiert. *(Beide schreiben ihre Namen auf einen Becher.)* In einer guten Beziehung bereichern sich die Partner gegenseitig durch konstruktive Anerkennung. Würden Sie, Ludwig, sich bei Ihrer Partnerin für eine kleine Aufmerksamkeit bedanken? *(Der Therapeut nimmt unterdessen den Becher von Ludwig und tut so, als würde er daraus in den Becher von Marie Wasser schütten.)* Marie könnte sich bei Ludwig bedanken, weil er beispielsweise etwas mit den Kindern unternommen hat. *(Er nimmt den Becher von Marie und gießt etwas Wasser daraus in den Becher von Ludwig.)* In Ihrer Beziehung scheint es anders zu sein, sonst wären Sie heute nicht hier. Wie könnte man das darstellen?

Marie *(denkt laut nach)*: Ich denke, dass wir beide unsere Becher bereithalten, in der Hoffnung, dass der andere es sieht und etwas Positives hineingießt, aber es geschieht genau das Gegenteil. Ludwig sagt mir immer wieder: »Du siehst nie, was ich tue, du bist niemals zufrieden; nur die anderen machen es richtig!«

Ludwig: Sie geht noch weiter. Sie macht nicht, was ich möchte, sondern macht Löcher in meinen Becher und sagt immer wieder, ich sei ein Egoist, ein Versager und Sex besessen.

Marie: Wenn du schimpfst, machst du das auch. Du sagst zu mir, ich sei eine miserable Köchin, eine schlechte Mutter, und beklagst dich, ich sei kalt im Bett. Glaubst du wirklich, dass ich nach all diesen Beschimpfungen Lust habe, mit dir zu schlafen?

Therapeut *(unterbricht den Streit)*: Gut, Ludwig, stimmt es, dass Sie so etwas zu Marie sagen?

Ludwig: Na ja, das kann ich nicht abstreiten, das kommt vor!

Therapeut: Ich möchte Sie, Ludwig, jetzt auffordern, diese Worte zu wiederholen, während Sie gleichzeitig kleine Löcher in den Becher von Marie bohren. Marie, Sie möchte ich bitten, das Gleiche zu tun. *(Beide halten nun einen ziemlich ruinierten Becher in der Hand.)* Ludwig, glauben Sie, dass Marie eine Frau sein kann, die kompetent, selbstbewusst, liebevoll und aufmerksam zu Ihnen ist, wenn sie dabei so zerstört wird? Und Sie, Marie, glauben Sie, dass unter solchen Umständen Ludwig ein aufmerksamer Ehemann und liebevoller Vater sein kann? *(Beide scheinen sehr betroffen zu sein.)*

Wenn es Ihr Ziel ist, vom jeweils anderen gesehen und geschätzt zu werden, dann haben Sie dafür eine schlechte Strategie gewählt. Das sollten wir uns gemeinsam ansehen.

Diese Übung führt bei beiden Partnern zur Übernahme von Verantwortung für die ungesunde Beziehungsdynamik. Die akustische wie auch die visuelle Seite einer verletzenden Aussage bewirken zunächst eine Verstärkung, dann aber eine Veränderung. Wenn der Klient den Becher des anderen zu zögerlich zerknüllt, kann es der Therapeut an seiner Stelle tun, um real und erlebbar zu machen, indem er den Becher wirklich zerstört und dabei die verletzenden Aussagen wiederholt.

Der Therapeut kann sich in der weiteren Therapie immer wieder auf den Zustand der Becher beziehen und so die Streittendenz kontrollieren und gleichzeitig das Ziel im Auge behalten.

Klebezettel

Beispiel 1: »Es muss klappen!«

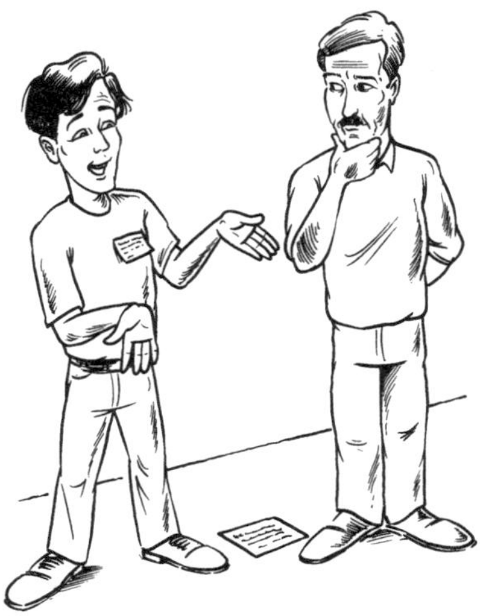

Häufig verliert sich das, was in der Psychotherapie erreicht wird, wenn der Klient in sein alltägliches Umfeld zurückkehrt. In dem folgenden Fallbeispiel litt ein Klient unter großer Schüchternheit und mangelnder Selbstbehauptung, insbesondere gegenüber seinem Vater. Es soll eine Intervention gefunden werden, mit der das Erreichte nachhaltig bewahrt werden kann.

Therapeut: *(Therapeut und Klient stehen bei dieser Übung.)* Lars, ich möchte, dass du diese Pappe mit folgender Aufschrift in die Hand nimmst: »Meine Meinung ist wichtig, ich möchte sie mit anderen teilen und dabei meine eigenen Ansichten vertreten können.« Bitte halte sie vor deine Brust. Stimmt die Aussage jetzt so für dich?

Lars *(hält den Karton vor seine Brust)*: Ja, das stimmt.

Therapeut: Ist dieser Satz im Laufe der letzten Wochen für dich immer wichtiger geworden? *(Lars stimmt zu.)* Du sprichst jetzt häufiger mit den Studenten in der Universität. *(Er führt ihn sanft zu ein paar Stühlen, die seine Studienkollegen repräsentieren, während Lars die Pappe immer noch vor seine Brust hält. Der Übung wird so mehr Realitätsbezug gegeben, und es kann eine Erickson'sche Trance ausgelöst werden, wenn auf den Stühlen die Namen der Personen stehen, mit denen der Klient Kontakt aufgenommen hat.)* Bei den Kommilitonen und zu Hause konntest du dich besser durchsetzen. Wenn du aber deinen Vater siehst *(Er führt ihn zu einem weiteren Stuhl, der den Vater repräsentiert, und nimmt den Karton aus den Händen des Klienten, so dass er auf die Erde fällt)*, dann klappt es nicht, und du fühlst dich wieder so unsicher wie vorher. Es fällt dir schwer, dich zu behaupten. Stimmt das in etwa?

Lars *(erstaunt über die genaue Wiedergabe seiner Gefühle)*: Ja, das stimmt ganz genau.

Therapeut: Na gut! In dieser Woche machen wir noch etwas anderes. *(Er schreibt auf einen selbstklebenden Zettel den gleichen Satz, der auf dem Karton steht, und bittet den Klienten, den Zettel auf seine Brust zu kleben oder in die Tasche zu stecken.)*

In einer weiteren Variante der Übung wird der Klient aufgefordert, selbst zu formulieren, wie er Vertrauen und Zustimmung anderer wahrnimmt.

Therapeut *(führt Lars wieder um die Stühle herum, bis er vor dem seines Vaters angekommen ist. Dieses Mal aber heftet er das Papier an seine Brust, und es kann nun nicht auf den Boden fallen)*: Spürst du nun einen Unterschied zwischen jetzt und vorher?

Lars: Ja, ich fühle mich jetzt sehr viel sicherer!

Therapeut: Glaubst du, es wird dir leichter fallen, so mit deinem Vater zu sprechen?

Lars *(zunächst zögernd, dann mit mehr Sicherheit)*: Ja, sehr!

Therapeut: Ich möchte, dass du diesen Zettel bei dir hast, wenn du zu deinem Vater gehst! *(Die Eltern sind geschieden, und Lars sieht seinen Vater nur alle zwei Wochen jeweils am Donnerstag.)* Ich möchte, dass du ihn auf deine Brust klebst, unter deinen Pullover, oder dass du ihn in der Tasche hast und dass er dich daran erinnert, was wir hier heute geübt haben, so dass du das starke Gefühl von jetzt verspürst. *(Die mit NLP vertrauten Therapeuten können an dieser Stelle auch einen anderen körperlichen Anker setzen.)*

Lars *(ist damit einverstanden.)*

Im Erstgespräch reicht manchmal ein kleiner Anstoß, um eine neue Erfahrung auszulösen. Da der Therapeut nicht immer anwesend sein kann, sind die Klebeetiketten eine hervorragende Alternative.

Beispiel 2: »Greifbare« psychologische Unterstützung

Karin muss zum ersten Mal in ihrem Leben zu einer Gerichtsverhandlung. Es geht um das Sorgerecht für ihre Kinder, und sie ist extrem aufgeregt und nervös. Am liebsten würde sie den Therapeuten bitten, an ihrer Stelle zu gehen. Diesen Wunsch kann er natürlich nicht erfüllen, aber er gibt ihr ein Blatt Papier mit auf dem ein paar warmherzige Worte der Unterstützung stehen (»Du bist nicht allein – Ich begleite dich – Lass dich nicht einschüchtern – Das Recht steht auf deiner Seite – Man wird dir glauben« etc.) Sie hält das Papier während der Aussage vor Gericht in der Hand, es ist ein »spürbarer« Beistand für sie, nicht nur im Gerichtssaal.

Aktentasche

Groß und klein, jeder von uns hat im Laufe der Jahre Mittel und Wege gefunden, bestimmte Schwierigkeiten zu meistern. Einige dieser Werkzeuge erhielten wir von den Eltern oder aus unserem familiären Umfeld, andere von Mitschülern oder aus eigener Erfahrung. Es kann sehr hilfreich sein, einen Werkzeugkasten zu besitzen, in dem wir die gesammelten Hilfsmittel sorgfältig aufbewahren.

Natürlich werden darin auch alle ungelösten Probleme aufgehoben, die der Mensch im Laufe seines Lebens mit sich herumschleppt. Diese latenten Probleme sind oft die Grundlage für eine allgemeine Unzufriedenheit mit dem Leben und für Depressionen.

Beispiel 1: In der Gerontologie

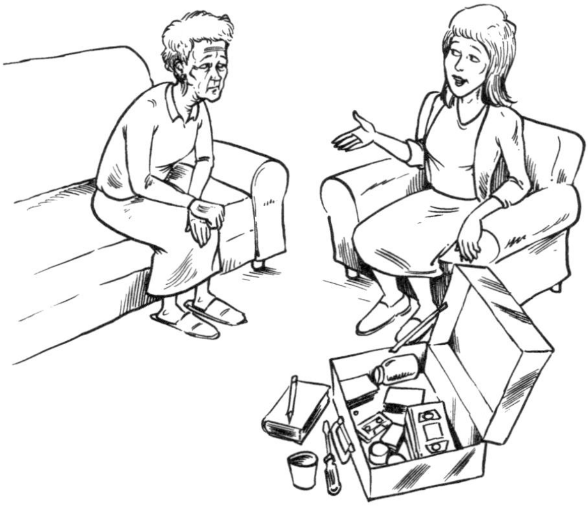

Frau Braun macht ihrer Familie und dem Personal des Altenwohnheims, in dem sie untergebracht ist, große Sorgen, weil sie jeglichen Kontakt mit den anderen Bewohnern ablehnt. Ihre Vereinsamung führte nach und nach in eine schwere Depression.

Therapeutin: Guten Tag, Frau Braun! Wie war die letzte Woche?
Frau Braun: Wie gewöhnlich! Wie immer, ich war mal wieder eine ganze Woche allein. *(Sie klagt darüber, dass ihre Kinder sie nicht besuchen.)*
Therapeutin: Auf einer Skala von 0 bis 10, wie würden Sie die letzte Woche einschätzen?
Frau Braun *(mit einem gezwungenen Lächeln)*: Na ja, sagen wir eine 2!
Therapeutin *(öffnet ihre Aktentasche)*: Ich habe diese Woche an Sie gedacht, Frau Braun. Ich habe meine Aktentasche mitgebracht und stelle mir vor, dass sich darin all das befindet, was sich im Laufe des Lebens angesammelt hat. Sie sind Mutter von acht Kindern,

Sie haben 35 Jahre lang in der Schule gearbeitet, Sie haben Ihren Ehemann 25 Jahre lang gepflegt, Sie haben ein Kind verloren ... Ich habe mir gedacht »Frau Braun hat sicher ganz viele Werkzeuge in ihrer Tasche!«

Frau Braun *(folgt sehr aufmerksam den Ausführungen der Therapeutin und ist stolz und ein wenig gerührt über die Anerkennung)*: Ja, es gibt einige!

Therapeutin *(schreibt auf ein Blatt Papier »Frau Braun: 1925 bis 2005, 2/10« und legt es auf die Aktentasche)*: Sagen wir mal, dass sich darin alles befindet, was Sie in Ihrem Leben seit der Geburt angesammelt haben. Aber wie kommt es, dass auf dem Koffer nur 2/10 steht?

Frau Braun *(ein wenig traurig)*: Hm! Ich habe immer alles meinen Kindern gegeben, meiner Familie, all den anderen, und jetzt, da sehen Sie das Ergebnis! Es kommt nicht einmal jede Woche einer von ihnen mich besuchen.

Therapeutin: In Ihrer Tasche befindet sich alles, womit Sie früher glücklich waren, womit Sie Ihre Kinder erzogen, den Mann und das Haus versorgt haben und außerdem sogar noch berufstätig sein konnten, stimmt das? *(Sie sucht in dem Koffer und holt einen Gegenstand nach dem anderen heraus.)* Hm, ich fürchte, dass vieles davon nicht mehr sehr nützlich ist. *(schweigt einen Moment lang)* Aber ich sehe da noch andere Werkzeuge *(holt verschiedene weitere Objekte heraus)*: Organisationstalent, Mut, Entschlossenheit, Tüchtigkeit, Kontaktfreudigkeit. All diese Fähigkeiten haben Sie in Ihrer Tasche, aber Sie nutzen sie nicht. Es gibt sie doch noch, nicht wahr? *(Die Klientin bejaht es voller Stolz.)* Können Sie sich vorstellen, mehr als 2/10 zu erreichen, wenn Sie diese Fähigkeiten einsetzen würden? Das wäre sehr wichtig! *(Frau Braun scheint zuzustimmen.)* Ich kann zwar verstehen, dass es schwierig ist, bestimmte Gewohnheiten aufzugeben *(zeigt auf mehrere Objekte in der Tasche)*, vor allem wenn sie Ihnen mehr als 30 Jahre lang treu gedient haben. Ich glaube, es wäre nicht schlecht, sie zu behalten, man weiß ja nie ... Aber vielleicht könnten Sie sie ein wenig tiefer unten auf dem Boden der Tasche aufbewahren und nicht oben drauf? *(Die Therapeutin macht es vor.)* Was halten Sie davon?

Frau Braun: Das bringt mich regelrecht zum Nachdenken, wissen Sie.

Therapeutin: Glauben Sie nicht, es ist an der Zeit, einmal genau nachzusehen und Inventur zu machen und die Tasche für 2005 neu zu packen, statt die alte aus dem Jahre 1925 zu benutzen?

Auch wenn dieses Gespräch zu keiner unmittelbar sichtbaren Veränderung geführt hat, so machte die Beschreibung der Möglichkeiten unter Zuhilfenahme konkreter visueller Objekte die 80-Jährige sehr nachdenklich. In den Tagen nach unserem Gespräch bemerkten ihre Mitbewohner bei ihr eine gewisse Offenheit.

Beispiel 2: »Ich habe alles versucht!«

Oft behaupten Klienten, vor allem wenn sie sich mit Selbstmordabsichten tragen, alles versucht zu haben, um glücklich zu sein, jedenfalls sind sie fest davon überzeugt. Der Erfolg der Therapie mit solchen Klienten hängt häufig davon ab, ob es gelingt, ihnen möglichst bald ein wenig von der verlorenen Hoffnung wiederzugeben. Mit der Aktentasche wird erklärt, dass sie mit dem, was sich darin befindet, vermutlich vieles versucht, aber nicht alle Möglichkeiten voll ausgeschöpft haben.

Der Therapeut schreibt den Vornamen und das Geburtsjahr des Klienten auf die Aktentasche und zeigt auf einen weiteren viel größeren Aktenkoffer. Dieser ist ganz anders:

Es reicht oft aus, den Unterschied zwischen den beiden Taschen bewusst zu machen, um wieder Hoffnung zu schöpfen, und die Therapie fortzusetzen, bis sich wieder bessere als die bisherigen Wege abzeichnen. Die Unterscheidung zwischen den bisherigen Gewissheiten und den neuen Erfahrungen ist bei vielen sehr unterschiedlichen Symptomen hilfreich.

Gummibänder

Gummibänder sind eine einmalige Hilfe, um die Stressebene im Leben des Klienten oder das Vertrauen in eine Beziehung aufzuzeigen.

Beispiel 1: In der Paartherapie

Viele von Ihnen haben sicher schon die unangenehme Bemerkung gehört: »Man könnte glauben, dass sich unsere Beziehung verschlechtert hat, seitdem wir zu Ihnen kommen!« In solchen Momenten ist es gut, wenn man ein Gummiband zur Hand hat!

Therapeut *(wendet sich an das Paar)*: Ich möchte, dass jeder von Ihnen ein Ende des Gummibands in die Hand nimmt und dass Sie mir zeigen, wie angespannt Sie sich erlebt haben, als Sie in der letzten Woche von hier weggegangen sind. *(Im Allgemeinen erlebt ein Paar am Ende der Sitzung Erleichterung, weil es einen Teil der Unzufriedenheit in der Therapie abladen konnte. So war es auch in diesem Fall.)* Zeigen Sie mir bitte jetzt die Spannung, die heute zwischen Ihnen besteht. *(Das Gummiband wird stark auseinander gezogen und zeigt die Intensität der Spannung.)* Das Gummiband ist in Ihren Händen, nicht in meinen. Was haben Sie in dieser Woche angestellt, um die Spannung wieder so ansteigen zu lassen?

Herr Pfeifer: Sie hatten uns gesagt, wir sollten diese Woche die Finanzfrage ausklammern, aber kaum waren wir draußen, fing sie sofort wieder damit an!

Frau Pfeifer *(aggressiv)*: Erstens! Das war nicht, als wir hier herausgegangen sind, sondern erst am Ende der Woche, und zweitens, wenn du ein bisschen aufmerksamer und weniger großspurig wärest, dann wären wir sicher nicht in einer so jämmerlichen Lage.

Therapeut *(an Frau Pfeifer gerichtet)*: Sie haben also am Ende der Woche mit Ihrem Mann über die Finanzen gesprochen?

Frau Pfeifer: Wenn die Bankauszüge kommen und einem die Zahlen ins Gesicht springen, dann fällt es schwer wegzuschauen.

Therapeut: Die Übung bestand nicht darin, die Probleme zu ignorieren, sondern jetzt nicht darüber zu sprechen. *(Seufzer auf Seiten der Frau.)* Ziehen Sie bitte jetzt am Gummiband! *(Das Gummiband hatte sich wieder zusammengezogen, und die Klientin zog es nun stark zu sich hin. Der Therapeut sieht, dass nur die Frau Spannung hineinbringt.)* Sie, Herr Pfeifer, wie haben Sie darauf reagiert?

Herr Pfeifer: Ich lasse mich jedenfalls nicht wie ein Kind behandeln.

Therapeut: Kann ich daraus schließen, dass auch Sie zum Streit beigetragen haben? *(Der Klient stimmt zu.)* Also, ziehen Sie bitte jetzt am Gummiband!

(Herr Pfeifer zieht seinerseits am Gummiband. Beide bekommen blaue Finger durch die Spannung.)

Therapeut: Verstehen Sie nun, warum sich Ihre Situation nicht verbessern konnte?

Der Therapeut kann nun zu einer konstruktiven Diskussion über die Auswirkungen ihres jeweiligen Verhaltens überleiten und sie auffordern, auf einer Skala von 0 bis 10 den Grad ihres jeweiligen Anteils einzuschätzen. Während die Klienten weiterhin das Gummiband halten, wird die Diskussion weitergeführt, und es entsteht ein direkter Bezug zur Realität. Es hat sich bewährt, jedem Klienten ein Gummiband mitzugeben, es erinnert sie auf ganz natürliche Weise an das, was in der Therapie gesagt wurde.

Beispiel 2: Evaluation

Margarete kommt zur Therapie, um ihre Angstzustände zu bewältigen. Sie verbindet diese mit schmerzhaften Erfahrungen aus der Kindheit, an die sie sich kaum erinnert. Nach gründlicher Evaluation interpretiert der Therapeut ihre Angstgefühle auch als eine Folge ihres gesteigerten Alkoholkonsums, ihrer Unfähigkeit, mit Geld umzugehen und der immer wieder bei der Arbeit auftretenden Wutanfälle.

Therapeut: Margarete, nimm dieses Gummiband und zeig mir damit, wie groß deine Angst heute Morgen ist. Das Band sollte so gespannt sein, wie sich die Angst heute anfühlt.

Margarete *(sehr ängstlich)*: Heute Morgen ist es ganz schlimm, zumindest so schlimm. *(Sie zieht das Gummiband so stark, wie sie kann.)*

Therapeut: Sag mal, Margarete, hast du gestern etwas getrunken?

Margarete: Na ja, weißt du, ich bin mit Isabelle ausgegangen. Immer, wenn wir beide unterwegs sind, passiert es!

Therapeut: Also, spann das Gummiband!

Margarete: Aber ... *(versucht zu sagen: »Wenn ich noch mehr daran ziehe, dann zerreißt es!«)*

Therapeut: Margarete, du weißt doch, wenn dein Körper Alkohol abbaut, dann steigt die Angst. Also, zieh noch mehr! *(Die Klientin zieht das Gummiband ein bisschen mehr und spürt dabei eine große Anspannung in ihrem Körper aus Angst, es könnte zerreißen.)*

Therapeut: Nun, bald ist Monatsende, wie sieht es aus mit deinen Finanzen?

Margarete: Na ja, gestern mit Isabelle habe ich natürlich etwas zu viel ausgegeben. Aber ich werde nach der nächsten Lohnzahlung meine Miete begleichen!

Therapeut: Zieh das Band!

Margarete *(ist jetzt völlig verdutzt)*: Aber ...

Therapeut: Margarete, du weißt doch, der Vermieter setzt dich unter Druck, wenn du deine Miete nicht bezahlst, und dann wird deine Angst wieder schlimmer, nicht wahr? Also, zieh am Gummiband!

(Der Therapeut argumentiert weiter über die Wutanfälle bei der Arbeit. Die Klientin zieht so stark, wie sie kann, und erkennt nun, welch aktiven Beitrag sie zur Zunahme ihrer Angst leistet.)

Therapeut: Margarete, zeig mir bitte mal mit dem Gummiband, wie es wäre, wenn es dir gelänge, den Alkoholkonsum zu kontrollieren.

Margarete *(verringert die Spannung und seufzt tief)*: Das wäre dann so!

Therapeut: Nun zeig mir mal mit dem Gummiband, wie groß deine Angst wäre, wenn du es jeden Monat schaffen würdest, deine Miete rechtzeitig zu bezahlen. Außerdem könntest du etwas zur Seite legen für die Ferien.

(Margarete verringert die Spannung beim Gummiband und fühlt sich wieder besser. Ähnlich ist es bei der Frage nach einer besseren Kontrolle ihrer Wutanfälle.)

Therapeut: Margarete, bist du einverstanden, wenn wir zunächst diese Probleme anschauen und erst nachher über deine Kindheit sprechen?

Wenn man dem Klienten ein Gummiband in die Hand gibt und ihn auffordert, die Anspannung in der Vorstellung mit konkreten Verhaltensweisen zu verbinden, überlässt man ihm mehr Verantwortung für den therapeutischen Prozess. Dieses Vorgehen ist nicht nur bei Verhaltensstörungen wirksam, sondern vor allem auch bei gestörten Kognitionen, z. B. Phobien.

Hier das Beispiel eines Klienten mit Flugangst: Es geht ihm so lange gut, bis er erfährt, dass er eine Flugreise antreten muss. Es beginnt damit, dass er sich an schreckliche Geschichten im Zusammenhang mit dem Fliegen erinnert und dabei die Anspannung des Gummibandes erhöht. Ähnlich ist es bei Studenten, die, um die Angst nicht hochkommen zu lassen, lieber mit ihrer Freundin ausgehen, als sich auf ihr Examen oder auf eine mündliche Präsentation vorzubereiten. Diese Klienten können mit dem Gummiband den Prozess visualisieren, der sie in die Krise führte. Sie machen in der Therapie die Erfahrung, wie sie Kontrolle über ihre Gefühle, über ihre Verhaltensweisen und über die dadurch ausgelöste innere Spannung gewinnen können.

Das Gummiband dient ebenfalls dazu aufzuzeigen, mit welchen Konsequenzen die Klienten rechnen müssen, wenn sie mit dieser Strategie fortfahren, z. B. eine phobische Situation zu meiden, anstatt sich ihr zu stellen, Alkohol zu trinken, um zu vergessen, etc. Der Therapeut fordert den Klienten auf, sich sein Leben in einem Jahr, in fünf oder in zehn Jahren vorzustellen, und demonstriert es mit dem Gummiband.

Beispiel 3: Vertrauen in die therapeutische Beziehung
Luise wurde jahrelang von ihrem Vater missbraucht. Obwohl sie älter als 45 Jahre ist, hat sie bisher noch mit niemandem über diese schmerzhafte Erfahrung gesprochen. Um ihre Ängste zu mildern und um die therapeutische Beziehung zu entwickeln, kam das Gummiband auf sehr wirksame Weise zum Einsatz.

Therapeut: Ich weiß, dass Sie sehr große Angst haben, über Ihre Erlebnisse zu sprechen. Deshalb möchte ich den therapeutischen Prozess fühlbar und sichtbar machen, und glaube, dass es Ihnen helfen wird. Bitte halten Sie das Ende dieses Gummibandes mit Ihren Fingern fest, ich halte das andere Ende. Sie sehen, wir beide können die Anspannung im Gummiband beeinflussen. Ich merke, dass Ihre innere Spannung jetzt sehr groß ist, Sie haben Angst. *(Er zieht am Gummiband und demonstriert daran den emotionalen Zustand der Klientin. Sie spürt, dass ihr Gegenüber sich gut einfühlen kann.)* Aber gleich werde ich das Gummiband loslassen, und Sie werden sehen, dass es nicht wehtut. *(Die Klientin ist mehr und mehr verängstigt. Sie weiß nicht, was auf sie zukommt. Der Therapeut nähert sich der Klientin mit dem anderen Ende des Gummibandes und verringert die Spannung auf sanfte Weise. Dann lässt er das Gummiband los. Sie seufzt erleichtert auf.)* So wird es auch in der Therapie sein, noch Fragen?

Klientin: Das gibt mir große Sicherheit. *(Sie bringt peu à peu dem Therapeuten mehr Vertrauen entgegen.)*

Schachfiguren

Die bisher beschriebenen Techniken beziehen sich auf Probleme ähnlichen Typs. Die Erklärung dafür ist, dass sich jeder je nach Lebens- und Wertvorstellungen durch die eine oder andere Technik mehr oder weniger angezogen fühlt. Es ist daher wichtig, möglichst alle Techniken zu kennen, um für jeden Klienten die jeweils passende auswählen zu können. Es mag sein, dass die Verwendung der Schachfiguren den anderen vorgestellten Techniken ähnlich ist. Es bleibt Ihnen überlassen, die Technik auszuwählen, die den Besonderheiten Ihres Klienten am besten entspricht.

Beispiel 1: Schmollen

Viele erinnern sich an Verhaltensweisen aus der Kindheit, mit denen man versuchte, Konflikten aus dem Weg zu gehen. So auch eine junge Frau von 28 Jahren. Sie war immer sehr schnell beleidigt. Bei der Skalierung gab sie sich eine glatte 2/10, wenn sie schmollte. Aber manchmal gab sie sich auch eine 8/10 und einmal sogar eine 10/10, weil es ihr gelang, sich wie eine Erwachsene zu verhalten, wie beispielsweise in dem Gespräch mit mir. Sie stellte fest, dass sie mit einem erwachsenen Verhalten ihre Probleme besser lösen konnte, dennoch fiel es ihr schwer, die »alten Pantoffeln« abzulegen. An dieser Stelle erweist sich der Einsatz von Schachfiguren in dem therapeutischen Prozess als sehr hilfreich.

Therapeut: Anne, Sie sagen, dass Sie, sobald ein Problem auftaucht, in acht von zehn Fällen auf Ihr altes Schmollverhalten zurückgreifen. Stimmt das?

Anne: Ja! Wenn es zu viel wird!

Therapeut: Schauen wir mal, wie es in der letzten Woche war. *(Er nimmt zehn Schachfiguren, zwei weiße und acht schwarze.)* Die weißen stehen für eine angemessene Kommunikation bei Konflikten. Die schwarzen für Schmollverhalten. *(Er legt die zehn Schachfiguren in die Hände der Klientin und entnimmt eine nach dem Zufallsprinzip. Es ist eine schwarze Figur. Der Therapeut verbalisiert die Selbstgespräche der Klientin.)* Montag, ein schlechter Tag! Mark und ich haben den ganzen Tag nicht miteinander gesprochen. Ich bin sehr traurig, ich glaube, er versteht mich nicht und liebt mich auch nicht. Ich fühle mich sehr allein! Dienstag, noch ein schlechter Tag! *(Der Therapeut hat wieder eine schwarze Figur gezogen.)* Er müsste doch merken, wie traurig ich bin, wenn er mich liebte, würde er mit mir sprechen! Ich habe den ganzen Tag nichts Vernünftiges zustande gebracht. Ich war zu traurig. Die Aussicht auf eine Trennung hat mich den ganzen Abend beschäftigt. Ich habe nur geweint! Mittwoch *(schon wieder eine schwarze Figur)*: Ich spüre, dass wir nicht mehr sehr lange zusammenbleiben werden. Er versteht mich nicht. Ich bin ihm egal. Es tut mir weh, meine

Augen sind gerötet, und er fragt nicht einmal, warum. Er ist völlig desinteressiert und gleichgültig. Wenn er mich liebte, bliebe er nicht so auf Distanz. Noch ein versauter Tag. Nur geweint, schlecht geschlafen, schon wieder Magenprobleme! Donnerstag: *(Endlich erwischt der Therapeut eine weiße Figur.)* Uff! Wir haben uns ausgesprochen. Ich konnte es nicht mehr aushalten. Ich habe ihm alles gesagt. Ich hatte mich mal wieder hineingesteigert. Er war genauso unglücklich wie ich. Unsere Diskussion hat uns wieder näher zusammengebracht. Es ist gut, dass ich es geschafft habe, ihm alles zu sagen. Ich habe wie ein Baby in seinen Armen geschlafen, und mein Herz war voller Liebe! Freitag ... *(Der Therapeut fasst weiter in Worte, was die Klientin je nach Farbe der Schachfigur denken könnte.)* Anne, wie wirkt diese Übung auf Sie?

Anne: Meine Realität ist sehr gut beschrieben. Wenn ich mich endlich trauen würde zu sagen, was ich empfinde, dann ginge es mir super gut, und wenn ich weiterhin nur beleidigt bin, vergeude ich meine Zeit. Ja, Sie haben Recht! Ich muss mehr wagen, wenn ich 10 auf der Skala erreichen will!

Beispiel 2: Fehler sind menschlich

Häufig habe ich am Ende eines Gesprächs den Klienten Schachfiguren mitgegeben, in der Regel waren es fünf. Fünf Fehler sind im Laufe einer Woche noch zu verkraften. Es ging z. B. darum, dass ein Vater aufhören wollte, seine Familienmitglieder mit dröhnender Stimme zu drangsalieren. Ich gab ihm fünf Figuren und fügte hinzu, dass Fehler möglich, sogar normal seien. Niemand ist perfekt. Der Klient sollte darauf achten, nicht alle auf einen Schlag zu verlieren, und ein kleines Fehlverhalten nicht gleich als völliges Versagen verstehen.

Damit kann verhindert werden, dass Klienten zu schnell aufgeben. In der Paartherapie beispielsweise, wenn es einem der Partner nicht sofort gelingt, den Anregungen des Therapeuten zu folgen, interpretiert der andere oft schon den kleinsten Fehler, als sei es aussichtslos, die Beziehung weiterzuführen. Wenn die Partner jedoch darauf vorbereitet sind, dass kleine Missgeschicke vorkommen und in keine Katastrophe führen, dann kann wieder Hoffnung auf Erfolg entstehen. Je nach Paarsituation ist es möglich, die Anzahl der Spielfiguren zu variieren. Wenn die Partner sich bisher 15 Mal am Tag angebrüllt haben, das wären also 105 Fehlverhalten in der Woche, dann sind 15 Spielfiguren, d. h. 15 Fehler, durchaus entschuldbar.

Es ist damit auch möglich, die Fehler zu entdramatisieren. Schließlich geht dadurch die Welt nicht unter, und es kostet nur eine Figur. Ich erinnere mich an eine Jugendliche, die völlig mit den Nerven am Ende war. Sie war sehr aufgebracht und hatte ihre Mutter angeschrieen, die ihrerseits die Stimme erhoben und Sätze mit »nie« und »immer« gebrüllt hatte. Das Mädchen wurde schlagartig ruhig und sagte zu ihrer Mutter: »Gut! Ich habe eine Figur verloren, aber es war das erste Mal seit zwei Wochen!« Diese Bemerkung unterbrach den Streit sofort.

Der Therapeut kann, sich auf die Figuren beziehend, das Geschehen der vorausgegangenen Woche einschätzen. Häufig sind Klienten glücklich, wenn sie vier von fünf Figuren wieder mitbringen können.

Der vergiftete Saft

Kinder (so gut wie alle!) sind leicht beeinflussbar. Sie wählen sich nicht immer die passenden Spielkameraden aus, und da es meistens schwierig ist, etwas Negatives über ihre Freunde zu sagen, muss man es sehr geschickt anstellen. Das folgende Beispiel ist eine exemplarische Familienszene (natürlich nicht von mir persönlich, nein, nein!).

Daniel: Mama, kann ich bitte ein Glas Saft haben?

(Die Mutter wollte ihrem einzigen Sohn (nicht meiner, nein, nein!) bei dieser Gelegenheit erklären, welchen Einfluss bestimmte Freunde auf ihn haben.)

Mama: Na klar, mein Schatz! Hier!

(Die Mutter reicht ihm ein Glas mit seinem Lieblingssaft. Als er das Glas in die Hand nehmen will, zieht sie es zurück und schüttet noch etwas hinein, was sie vorher gut vorbereitet hatte: ein wenig Zigarettenasche aus dem Restaurant an der Ecke, ein bisschen Streu, ein benutztes Taschentuch und ein paar Katzenhaare. Dann reicht sie ihrem geliebten Sohn den Saft.)

Daniel *(völlig entrüstet)*: Aber Mama, warum hast du das gemacht? Du sagst mir immer, dass ich mit Nahrungsmitteln sorgfältig umgehen soll, und jetzt versaust du meinen Lieblingssaft?

Mama: Ja, das hat seinen Grund. Sieh mal, der Saft verkörpert deine gute Energie, die guten Gedanken in deinem Kopf. Aber manche Menschen, mit denen du es zu tun hast, vergiften sie. Daher ist es sehr wichtig, dass du gut aufpasst, mit wem du befreundet sein möchtest und welche Gedanken du in deinem Kopf bewegen willst.

Um die Wirkung zu erhöhen, ist es gut, an dieser Stelle den Ort des Geschehens zu verlassen, um das Kind für sich allein nachdenken zu lassen. Wenn Sie mit dieser Technik in der Therapie arbeiten, ist es nützlich, die einzelnen Aspekte aufzuführen und sie zu diskutieren. Sie können z. B. Ihren Klienten auffordern, auf einer Liste die Personen aufzuschreiben, mit denen er zu tun hat (und zu tun haben muss). Mit der Metapher des vergifteten Saftes kann der Einfluss anderer auf das eigene Leben dargestellt werden. »Negativer Einfluss ist in etwa so wie benutzte Streu oder wie Tabakasche, die mit einem Saft vermischt wird. Weißt du, wie du verhindern kannst, dass ein anderer einen schlechten Einfluss auf dich hat, also Ekelerregendes in dein Glas schüttet?« *(Sie können nun ein Rollenspiel anregen und ein gesundes Modell von Selbstbehauptung einüben. Dabei müssen Sie wahrscheinlich die Rolle des unmanierlichen Freundes und vielleicht auch die Rolle Ihres Klienten spielen, damit ein positives Verhaltensmodell entsteht.)* »Wirfst du denn Abfälle in das Glas anderer oder in dein eigenes Glas? Weißt du, wie man Störendes aus deinem Glas entfernen kann?« Kurzum, all das kann zum Anlass genommen werden, eine konstruktive Diskussion über das Thema »Wie werde ich von anderen beeinflusst« zu führen, also über Einfluss und Ansteckungsgefahr.

Die Metapher kann auch bei Erwachsenen eingesetzt werden, um Einflüsse aus der Kindheit oder aus einem familiären Umfeld zu bearbeiten, von denen sie sich befreien möchten.

Die Pepsi-Flasche

Diese Technik hat schon viele zum Lachen gebracht. Es begann so: Eines Tages erhalte ich einen Anruf von einer Bekannten, der ich ungern etwas ablehne. Obwohl ich gerade dabei bin, das Haus wegen einer Dienstreise zu verlassen und schon verspätet bin, bittet mich Sabine um Hilfe. In solchen Momenten arbeitet mein Gehirn meist besonders intensiv.

Sabine: Ich habe wirklich große Probleme mit meiner Kleinsten. Sie ist 7 und hat große Angst.

Danie: Kannst du ein Beispiel geben, eine Situation beschreiben, in der sie die Angst erlebt?

Sabine: Fast alles macht ihr Angst. Wenn sie einmal keine gute Note in einem Schulfach erhält, dann fragt sie sich zwei Wochen lang: »Wie konnte es mir passieren, dass ich diese eine Aufgabe nicht lösen konnte?« Wenn ihre Schwester Schnupfen hat, den Tisch deckt und mit den Fingern einen Glasrand berührt, dann bekommt sie Panik: »Du wirst sehen, ich habe mich angesteckt, jetzt werde ich krank. Du machst es extra, damit ich wieder krank werde!« Kurzum, alles macht ihr Angst.

Danie *(kennt das Kind)*: Sabine, ich glaube, dass bestimmte Kinder ängstlicher geboren werden als andere. Das heißt, sie haben eine Tendenz, sich dauernd kritisch selbst zu bewerten. Man muss ihr helfen, dass sie lernt, ihre Ressourcen *für* und nicht *gegen* sich einzusetzen. Trinkt deine Tochter gern Sprudelwasser?

Sabine: Nein, wir kaufen für zu Hause kein Sprudelwasser.

Danie: Sie hat bestimmt schon mal in ihrem Leben Pepsi getrunken, oder?

Sabine: Na klar, wenn wir in die Pizzeria gehen.

Danie: Mag sie Pepsi?

Sabine: Ja, wie alle Kinder!

Danie: Gut, kauf ihr drei Flaschen Pepsi. Nimm die erste Flasche und schüttle sie so heftig, wie du kannst. Dann bittest du deine Tochter, sie zu öffnen, was sie wahrscheinlich ablehnen wird, da sie weiß, dass der Inhalt aus der Flasche herausspritzen wird. Versuch, sie dazu zu überreden. Vielleicht ist es besser, wenn ihr dieses Experiment draußen macht.

(Sabine ist sehr erstaunt, kennt aber meine speziellen Methoden, wie sie es nennt. Sie lächelt amüsiert und hört mir weiter zu.)

Danie: Schüttle nun die zweite Flasche ebenso stark. Bitte deine Tochter, sie zu öffnen, ohne dass der Inhalt herausspritzt. Sie wird den Verschluss sehr sanft öffnen und wieder schließen, so dass der Druck nach und nach entweichen kann. Ihr könntet z. B. auch ein wenig warten, bis sich der Druck wieder von selbst verringert. Die dritte Flasche nun bitte nicht schütteln. Sag ihr einfach, sie soll sie öffnen, was ohne Probleme möglich sein dürfte. Erkläre ihr dann, dass sie selbst ein wenig wie eine Flasche Pepsi reagiert. Manchmal schüttelt sie ihre Gedanken zu stark, und das kann zu

Explosionen und Schäden führen. Sie muss lernen, sich nicht wie eine Pepsi-Flasche zu verhalten. In anderen Worten, es wird erforderlich sein, dass sie ihre Gedanken kontrolliert, so dass weniger Druck entsteht. Wenn sie aber das Pepsi vielleicht aus Versehen geschüttelt hat, muss sie »den Verschluss sehr behutsam öffnen«. Es ist dann wahrscheinlich besser, ein wenig abzuwarten, bis der Druck wieder nachlässt, manchmal reichen einige Minuten, oder es dauert vielleicht sogar einige Stunden. Mit Sicherheit wird der Druck nachlassen, und dann wird es vermutlich leichter sein, »sich zu öffnen«.

Diese Technik ist eine Art Wundermittel für Kinder, die ihre Wut schwer kontrollieren können. Zögern Sie nicht, die Pepsi-Technik bei jeglichen Emotionen einzusetzen, die als übertrieben empfunden werden.

Kugeln

Haben Sie schon mal den Eindruck gehabt, dass ein Kind Geheimnisse in sich trägt, die es niemandem anvertraut? Dabei kann es sich beispielsweise um sexuellen Missbrauch handeln (daran denkt man zuerst, wenn von Geheimnissen die Rede ist) oder um kleine Betrügereien oder Gewalttätigkeiten der Eltern, der Freunde oder von anderen wichtigen Bezugspersonen. Wir setzen eine Technik ein, die sich in solchen Fällen sehr bewährt hat.

Legen Sie eine Kugel auf eine glatte Oberfläche (auf Ihren Schreibtisch oder auf den Fußboden) und lassen Sie sie in verschiedene Richtungen rollen. Fordern Sie den Klienten auf, die Kugel an einem bestimmten Punkt auf- oder anzuhalten (z. B. bei zwei Stuhlbeinen). Lassen Sie die Kugel lange genug spielerisch in alle Richtungen kullern und achten Sie darauf, dass der Klient sie am Weiterrollen hindert. Erklären Sie ihm dann, dass er das Gleiche macht. Er verhindert, dass Sie ihn erreichen, dass Sie an ihn herankommen. Sie können es mit allen Mitteln versuchen, aber Sie werden sein Geheimnis nicht erfahren, er bremst Sie immer wieder aus. Fragen Sie ihn, wie er es anstellen könnte, die Kugel aufzufangen, anstatt sie immer wieder anzuhalten. Fragen Sie ihn, wann er bereit ist, sein Geheimnis zu lüften, statt alle Hilfsangebote abzublocken.

Überraschungstopf

Eine andere wunderbare Übung, um mit einer heiklen Situation konstruktiv umzugehen, besteht darin, in einen Margarinetopf (oder einen anderen undurchsichtigen Plastikbehälter) verschiedene Objekte hineinzulegen, wie z. B. einen Schlüssel, Münzen, einen Radiergummi, Büroklammern etc. Der Topf darf nicht geschüttelt werden. Der Klient muss annehmen, dass sich darin Margarine befindet (oder Joghurt oder Ähnliches).

Beispiel: Die wundersame Margarine

Therapeutin: Was ist in diesem Behälter?

Klient: Margarine natürlich!

Therapeut: Glaubst du wirklich? *(Sie schüttelt den Behälter, und es entsteht ein Geräusch. Meist ist der Klient darüber erstaunt, besonders wenn der Margarinetopf gerade aus dem Kühlschrank genommen wurde.)* Bist du sicher?

(Der Klient reagiert erstaunt wegen des Geräuschs.)

Therapeut: Weißt du wirklich, was sich darin befindet? Könntest du es erraten? *(Wählen Sie für diese Übung Objekte aus, die nicht am Geräusch erkennbar sind.)* So ähnlich empfinde ich den Kontakt zu dir. Was drauf steht, ist nicht das, was drin ist. Du sagst mir, dass es dir gut geht *(das ist das Etikett)*, aber ich spüre, dass es innerlich etwas gibt, was nicht so gut läuft. Ich kann den Inhalt genauso wenig erraten wie du den Inhalt des Behälters, ich kann nicht wissen, was dich innerlich beschäftigt. Helfen kann ich dir nur, wenn du den Deckel öffnest und mich teilhaben lässt an dem, was bei dir innerlich los ist. *(Die Therapeutin öffnet den Margarinetopf, und der Klient spürt eine Erleichterung, wie sie entsteht, wenn ein Geheimnis gelüftet wird und endlich erkennbar wird, was vorher unsichtbar war.)*

Schwamm

Kaufen Sie einen normalen Schwamm, mit dem man z. B. das Bad reinigt. Lassen Sie den Jugendlichen ihn im trockenen Zustand in die Hand nehmen und spüren wie leicht er ist. Dann gehen Sie zum Waschbecken, oder vielleicht haben Sie einen Wasserkrug am Schreibtisch, und durchtränken ihn völlig. Der Jugendliche soll auch jetzt den Schwamm aufnehmen und im nassen Zustand spüren, wie schwer er ist.

Therapeut: Glaubst du, der Schwamm kann noch mehr Wasser aufnehmen, obwohl er schon voll gesogen und sehr schwer ist? So ist es auch mit manchen Jugendlichen. Wenn sie Schulschwierigkeiten haben und voll und schwer sind vor lauter Geheimnissen. Dann passt in den Schwamm, in ihr Gehirn, nichts mehr hinein. Dann können sie nicht mehr richtig lernen. Was glaubst du, müsste passieren, damit wieder etwas Neues hinein kann?

Klient: Man muss ihn auswringen und alles Wasser herausfließen lassen.

Therapeut: Genau das müsstest auch du tun: Die Geheimnisse in deinem Innern herauslassen, um neue hilfreiche Informationen hineinzulassen. Was sagst du dazu?

Jeder Jugendliche wird unterschiedlich reagieren. Es gibt nicht immer sofort eine Reaktion, aber Sie haben ihm eine Erfahrung vermittelt, die weiterwirken und Reflexionen auslösen wird. Sie können diese Metapher in den folgenden Gesprächen immer wieder thematisieren.

Vielleicht werden Sie weitere Einsatzmöglichkeiten für die Schwamm-Metapher finden. Dieses sehr einfache Objekt kann dazu dienen, wichtige Botschaften zu vermitteln.

Kapitel 2
Impact-Techniken unter Einsatz von Stühlen

Die Arbeit mit Stühlen in der Psychotherapie ist keineswegs neu. In der Gestalttherapie werden sie vielfältig genutzt. Die Impact-Therapie und die Impact-Techniken greifen dieses Konzept auf und geben ihm eine spezielle Prägung. Unabhängig davon, ob Sie bereits mit Stühlen arbeiten oder nicht, werden Ihnen die nachfolgenden Ausführungen neuartige Anregungen für Ihre nächsten psychotherapeutischen Interventionen geben.

Verschiedene Ich-Anteile

Die Transaktionsanalyse (Berne 2003; Goulding u. Goulding 1979; James u. Jongeward 1978) beschreibt fünf Ich-Anteile: das natürliche Kind, das angepasste (trotzende oder unterwürfige) Kind, der Erwachsene, der nährende und der kritische Elternteil. Auch manche Klienten unterscheiden oft zwischen unterschiedlichen Selbstanteilen, ohne die gleichen Begriffe zu verwenden. Wenn man nun jede Dimension unter Einsatz von Stühlen kenntlich macht, ist es leichter, sie genauer zu betrachten und zu behandeln. Falls Sie diese Konzepte nicht kennen, ist es zu empfehlen, sich damit zu beschäftigen, bevor Sie eine der nachfolgend beschriebenen Interventionen anwenden.

Beispiel 1: Straight und Freak

Max kennt die Transaktionsanalyse nicht. Dennoch war ihm sein angepasstes Kind sehr vertraut, er nannte es Freak. Sein erwachsenes Ich (sein rationaler Teil voller Humor und Entschiedenheit) nannte er Straight. Das angepasste Kind kam mit sechs Jahren in ein Internat und verbrachte dort 10 Jahre. Der kindliche Teil hatte große Schwierigkeiten und entwickelte zunehmend eine Zwangssymptomatik.

Therapeut *(nimmt einen Kinderstuhl, der den Freak-Anteil verkörpert, und einen normalen Stuhl für den Straight-Anteil, um die Dissoziation dieser beiden Anteile zu demonstrieren. Dadurch kann der Klient seine Situation objektiver von außen betrachten, er kann sie beschreiben und beeinflussen. Diese Technik greift die Grundlagen der Impact-Therapie auf, deren Ziel es ist, den Erwachsenenteil dazu zu bringen, auf die anderen problematischen und hinderlichen Anteile einzuwirken):* Du würdest also sagen, dass dieser Teil Ängste hat? *(Er berührt sanft den Kinderstuhl, was der Klient von einem anderen Stuhl aus beobachtet.)*

Max: Nur dieser Teil ist betroffen, der andere hat keine Angst. Der ist supercool. *(Von seinem Beobachterstuhl aus weist er auf den großen Stuhl.)*

Therapeut: Was sagt dieser Teil? Was sagt er meistens? *(Er bezieht sich weiterhin auf den Kinderstuhl.)*

Max: *(Je mehr der Therapeut Informationen über die verschiedenen Anteile erfragt, umso mehr entsteht eine Trance, in der sich der Klient in jeden Ich-Anteil hineinversetzt, ohne sich jedoch völlig damit zu identifizieren.)* Er muss immer perfekt sein. Das ist bei ihm sehr stark ausgeprägt.

Therapeut: Warum glaubt er, immer perfekt sein zu müssen?

Max: Er glaubt, dass er sonst nicht geliebt wird.

Therapeut: Warum glaubt er das?

Max: In der Schule wurde er von den Lehrern und vom Direktor vorgezogen, weil er so perfekt war.

Therapeut: War das angenehm für ihn?

Max: Ja, er war sehr stolz darauf.

Therapeut: Wie sehr fühlte er sich durch seine Lehrer und seinen Direktor dadurch angenommen? Nenn eine Zahl auf einer Skala von 0 bis 10 für dieses Gefühl. 0 ist der niedrigste Wert, 10 der höchste.

Max *(wirkt traurig und zögerlich)*: Na ja, ich würde sagen 2/10.

Therapeut *(mit ruhiger Stimme)*: Was fehlte ihm denn, dem Kleinen?

Max *(sichtbar betroffen im Kontakt mit dem kindlichen Schmerz, der jedoch abgeschwächt wird durch seine Beobachterposition. Ohne Dissoziation wird der Klient oft vom Schmerz überwältigt, weil er ihm nichts entgegensetzen kann. Er muss ihn verstehen, um ihn verändern zu können. In der Impact-Therapie ist es wichtig, mit dem Schmerz des Kindes Kontakt aufzunehmen und gleichzeitig im Erwachsenen-Ich zu bleiben, um den Heilungsprozess einzuleiten)*: Es fehlt ihm Zugehörigkeit, ein Ort, eine Heimat, ein Zuhause. Meine Eltern haben mich während der 10 Jahre nur zwei Mal besucht. Kannst du dir vorstellen, wie das ist?

Therapeut *(führt um die Dissoziation aufrechtzuerhalten, das Gespräch weiter, aber von nun an in der dritten Person)*: Er sehnt sich also sehr nach seinen Eltern, nicht wahr?

Der Therapeut versucht, hier nicht nur Informationen zu bekommen, sondern zielt darauf ab, die Grundannahme, den Glaubenssatz des Kindes zu verändern: Um geliebt zu werden, muss ich perfekt sein. Er zeigt dem erwachsenen Klienten die Naivität der kindlichen Annahmen, der auf diese Weise zu einer anderen, reiferen Interpretation gelangt.

Bemerken Sie, wie schnell es gelingt, zum Wesentlichen vorzudringen? Der Klient steht außerhalb des Schmerzes, er bezieht sich zwar die ganze Zeit auf den Kinderstuhl, setzt sich aber nicht darauf. So spürt er weniger Widerstand, darüber zu sprechen. Häufig empfinden Klienten auch Verachtung, Hohn und Spott gegenüber ihrem inneren Kind. Diese negativen Gefühle verändern sich, wenn sie lernen, den Kinderstuhl mit anderen Augen, aus der Perspektive des Beobachters, zu betrachten.

Manchmal kann es angebracht sein, den Klienten vor dem Gespräch zu bitten, sich auf den Kinderstuhl zu setzen, um Gefühle und Erinnerungen aus dieser Lebensphase leichter zu aktivieren. Der Therapeut kann jetzt den leeren Kinderstuhl berühren, mit ihm sprechen, ihn umarmen und diesen Ich-Anteil des Klienten auf diese Weise leichter ansprechen, ohne einen Transfer auszulösen. Wenn sich der Therapeut an den Kinderstuhl wendet, demonstriert er gleichzeitig, wie der Klient ein gesunder Erwachsener für das immer noch lebendige innere Kind werden kann. Er spricht auch im Namen des Kindes zum Erwachsenen und demonstriert, wie es erwachsen werden kann. Die Heilung erfolgt nicht durch Transfer, sondern durch eine Folge von Lernschritten, durch den Erwerb neuer Fertigkeiten, durch *Modeling*. Diese Vorgänge beruhen auf den Grundannahmen der Impact-Therapie.

Beispiel 2: Esther und der schmollende Teil

Esther hat große Schwierigkeiten, den schmollenden Teil (das angepasste Kind) zu kontrollieren. Eines Tages verreiste ihr Therapeut für zwei Wochen. Es fiel ihm schwer, sie gerade zu diesem Zeitpunkt nicht sehen zu können.

Therapeut *(am Ende der Sitzung)*: Esther, wenn du mein Büro verlässt, dann nimmst du meistens den schmollenden Teil mit. *(Er drückt ihr den Kinderstuhl, der für diesen Teil steht, in die Arme.)* Im Laufe der Woche hast du oft große Schwierigkeiten mit ihm. *(Er begleitet sie zur Tür und drückt die Klinke hinunter, so als sollte sie jetzt mit dem schmollenden Teil den Raum verlassen.)*

Esther: Ach ja! *(Sie hält den Kinderstuhl in den Armen.)*

Therapeut: Du weißt ja, ich verreise; ich möchte dir daher einen Deal vorschlagen. Diesmal nehme ich ihn mit! *(Während er das sagt, nimmt er ihr den Kinderstuhl weg.)* Seit 38 Jahren konntest du nicht alleine in Ferien fahren. Dieses Mal biete ich dir an, dass ich den schmollenden Teil mit an den Strand nehme. Mach dir keine Sorgen, ich kümmere mich gut um ihn, einverstanden?

Esther *(zögert zunächst, ist dann begeistert)*: Einverstanden!

Es ist mehr als ein Spiel, denn diese Klientin hat in mehreren Gesprächen beschrieben, wie intensiv sie das Kind in sich spürt, physisch und psychisch. Der Kinderstuhl ist für sie mehr als nur ein einfacher Stuhl. Als der Therapeut ihn ihr aus den Armen nimmt, ist es ein wenig so, als nähme er ihr diesen Teil weg.

Mit dieser Technik kommt es oft zu spektakulären Reaktionen. Bei Esther war es so. In den zwei Wochen nach unserem Gespräch gelang es ihr, immer wenn der schmollende Teil sich bemerkbar machte, sich zu erinnern, dass er ja irgendwo am Strand liegt. Ihr Verhalten konnte sich positiv entwickeln.

Häufig kommt der Teil des angepassten Kindes (oder des kritischen Elternteils) nach der Abwesenheit beim Therapeuten nicht wieder oder zumindest nicht mehr so intensiv. Dieses Phänomen lässt sich so erklären, dass der Klient den Therapeuten oft als ideal wahrnimmt. Wenn also dieser kindliche Anteil zwei intensive Wochen mit einer verständnisvollen und hilfreichen Person verbracht hat, dann wird er sicher geheilt zurückkehren.

Es kann auch vorkommen, dass es ein Klient aus Sympathie für den Therapeuten ablehnt, ihm diesen problematischen Selbstanteil zu überlassen. Ein Klient, der sich bewusst ist, wie sehr ihn dieser Teil und die damit verbundenen Gefühle beeinträchtigen oder sogar zerstören, zögert oft, ihn jemandem zu überlassen, der vielleicht mit dieser Gefühlsintensität nicht umgehen kann. Dann ist es wichtig, dem Klienten zu versichern, dass man selbst Kollegen zur Seite hat, die im Notfall helfen können, falls es zu schwer werden würde.

Eine Entscheidung treffen

Wenn Klienten in die Therapie kommen, um eine Entscheidung zu treffen, haben sie meistens bereits sehr gründlich das Für und Wider abgewogen. Die meisten haben aber die damit verbundene kinästhetische Dimension nicht geprüft. Mit der Hilfe von Stühlen kann der professionelle Therapeut eine Fülle von Informationen erhalten.

Beispiel 1: Psychologie oder Recht?

Ellen, 22 Jahre, will noch einmal studieren und fühlt sich bei der Wahl ihres Faches hin und her gerissen. Entwicklungspsychologie interessiert sie, aus völlig unterschiedlichen Gründen, genauso wie Jura. Als sie aufgefordert wird, beide Optionen getrennt voneinander zu betrachten und sie jeweils einem Stuhl zuzuordnen, werden diese sehr viel deutlicher. In dem nachfolgenden Fallbeispiel verstärkt der Therapeut die Reaktion der Klientin durch eine Zeitprogression.

Therapeut: Ellen, setz dich doch bitte auf diesen Stuhl und stell dir vor, du hättest vor 10 Jahren beschlossen, Anwältin zu werden. Jetzt hättest du dein Studium abgeschlossen und wärest bald Anwältin. *(Es ist sehr wichtig, dass die Einzelheiten detailliert beschrieben werden, so dass es der Klientin leichter fällt, sich die jeweilige Situation vorzustellen.)* Beschreib mir bitte einmal, was du körperlich wahrnimmst, wenn du dich jetzt in diesem Kontext befindest.

Ellen *(sehr aufmerksam wahrnehmend)*: Ich fühle mich ein wenig schwer, ja, genau, ich spüre eine Last auf meinen Schultern. *(Schweigen)* Ja, es ist wie ein Berg, den ich nicht wirklich bezwingen werde. Ich klettere ein wenig, aber immer mit großer Anstrengung.

Therapeut: Geht es dir gut dabei?

Ellen: Nein, es ist wie eine Rüstung, ich fühle mich fast als Opfer. Aber es ist erstaunlich, ich spüre eine gewisse Leichtigkeit im Kopf und gleichzeitig eine Schwere im Körper.

Therapeut: Welche Zahl würdest du wählen auf einer Skala von 0 bis 10, die den Grad der Intensität des Gefühls auf diesem Stuhl wiedergibt?

Ellen: Ich würde sagen 3 bis 4. Es ist nicht sehr stark.

Therapeut: Sehr gut. Setz dich jetzt bitte auf den anderen Stuhl und stell dir vor, du hättest vor 10 Jahren beschlossen, Kinderpsychologin zu werden. *(Der Anwaltsstuhl wird hinausgetragen, damit er sich nicht mehr im Gesichtsfeld der Klientin befindet.)* Du hast jetzt seit einiger Zeit dein Diplom und praktizierst als Psychologin. Auch hier bitte ich dich, es dir vorzustellen und zu beschreiben, was du jetzt fühlst.

Ellen *(nach einem Moment)*: Ich fühle eine tiefe Freude im Herzen. Ich sehe auch den Schmerz bei dieser Arbeit, aber seltsamerweise fühle ich mich leicht. Es gibt nur einen ganz kleinen Druck unten im Magen.

Therapeut: Ist das Gefühl ähnlich dem mit der Rüstung, wie du es eben beschrieben hast?

Ellen: Nein, das ist völlig anders. Es ist eher eine gewisse Nervosität, nein ... eher Traurigkeit.

Therapeut: Welche Zahl würdest du wählen, um das allgemeine Gefühl auf diesem Stuhl zu veranschaulichen?

Ellen: Hm! Eine 8! Eine gute 8!

Die nach Überprüfung durch alle Sinneskanäle erfolgten Antworten der Klientin sind wichtige Bestandteile ihrer Entscheidung. Es können auf diese Weise weitere Informationen ermittelt werden, so lange, bis die Bedeutung der jeweiligen Empfindungen klar identifiziert ist.

Beispiel 2: Mein Chef oder mein Mann?

»Soll ich bei meinem Mann bleiben oder ihn wegen meines Chefs verlassen?« Eine heikle Situation, nicht wahr? Es ist verständlich, dass der Klientin eine Entscheidung schwer fällt. Der Einsatz der Stühle erwies sich auch in diesem Fall als sehr hilfreich.

Therapeut: Eva, nehmen wir mal an, dieser Stuhl steht für die Entscheidung, bei Ihrem Mann zu bleiben. Der andere symbolisiert eine Beziehung mit Michel, Ihrem Chef. Setzen Sie sich bitte auf den ersten Stuhl. *(Die Klientin setzt sich auf den Stuhl des Ehemannes. Der Therapeut nimmt den anderen Stuhl und trägt ihn hinaus, um der Klientin wirklich den Eindruck zu geben, dass ihre Entscheidung für den Ehemann heißt, jemanden zu verlieren, der ihr im Alltag viel bedeutet.)*

Gut, Sie haben sich also entschieden, bei Ihrem Ehemann zu bleiben. Michel ist nicht mehr in Ihrem Umfeld. Das ist vorbei. *(Die Wiederholungen erfolgen bewusst sehr ausführlich; sie sollen die Klientin veranlassen, die beschriebene Situation so deutlich wie möglich zu erspüren.)* Beschreiben Sie nun bitte, was in Ihrem Inneren vor sich geht. Wie erleben Sie sich in dieser Situation?

Eva *(hört sich selbst sagen)*: Es ist ein ruhiges Leben, aber unbefriedigend. Ich würde vielleicht wieder anfangen, einen anderen Michel zu suchen.

Therapeut: *(Er könnte jetzt weitere Fragen stellen und diese Realität klarer herausarbeiten, aber hier geht es allein um die Darstellung der Technik.)* Welche Zahl würden Sie nennen, die das gegenwärtige Gefühl auf diesem Stuhl zum Ausdruck bringt?

Eva: Es ist eine 5, aber mit einem Pfeil in Richtung 0.

Therapeut *(holt den zweiten Stuhl wieder herein und bittet die Klientin, sich auf diesen zu setzen. Den anderen Stuhl trägt er hinaus)*: Angenommen, Sie haben Ihre Entscheidung getroffen: Sie verlassen Mark und leben und wohnen nun mit Michel zusammen. Wie fühlen Sie sich in dieser Situation?

Eva *(spürt mental diese neue Perspektive)*: Ich fühle mich lebendig! Es prickelt überall. Ich habe auch ein wenig Angst, aber ich weiß, dass Michel und ich gut miteinander reden können. Wir können auch belastende Gefühle teilen. Es ist ein völlig anderes Leben ... viel dynamischer. Ich fühle mich viel besser.

Therapeut: Welche Zahl zwischen 0 und 10?

Eva *(zögert einen Moment lang)*: Es ist eine 8! Und dieses Mal zeigt der Pfeil in Richtung 10.

Ein neutraler Stuhl kann, wie bereits erwähnt, diese Technik erweitern. Die Klientin wird aufgefordert, sich auf diesen Stuhl zu setzen, um beide Optionen nachspürend zu vergleichen. Die kinästhetischen Empfindungen lösen kognitive und emotionale Wahrnehmungen aus und bringen neue Aspekte in die Diskussion.

Der rationale und der neutrale Stuhl

Jeder weiß, dass der Hauptbetroffene einer schwierigen Situation der schlechteste Ratgeber für eine objektive Meinung ist. Es ist oft der Anlass, einen Psychologen zu konsultieren. Die Leute wollen die Dinge angemessen bewerten und das Gute vom Schlechten so objektiv wie möglich unterscheiden. Der Stuhl der Rationalität und der neutrale Stuhl erweisen sich hier als sehr hilfreich, ja sogar als unerlässliche Hilfsmittel.

Beispiel 1: Menschenfeindlichkeit

Durch Menschenfeindlichkeit vergiftet sich eine Frau ihr Dasein.

Therapeut: Wie kann ich Ihnen helfen?

Gudrun: Das ist sehr einfach. Mein Problem sind die Männer. Ich finde sie alle widerlich. Wenn man nicht tut, was sie sagen oder was sie erwarten, wird es bedrohlich.

Therapeut: Oh, ich verstehe. Lassen Sie uns eine kurze Übung machen. Könnten Sie sich bitte auf diesen Stuhl setzen? Sagen wir mal, dieser Stuhl ist neutral. Sie sind nicht mehr Gudrun, sondern eine andere Person, jemand von außen, sehr rational, einverstanden?

(Gudrun setzt sich auf den neutralen Stuhl.)

Therapeut *(schreibt den Satz der Klientin an die Tafel: Männer sind widerlich und gefährlich!)*: Was halten Sie von diesem Satz?

Gudrun: *(Wenn die Klientin sich von ihrer Emotion distanziert, entwickelt sie in der Regel eine objektivere Sicht der eigenen Position. Gudrun stellt erstaunt fest, dass dieser Satz für sie plötzlich nicht mehr ganz stimmt.)* Ich muss zugeben, der Satz scheint mir jetzt ein wenig übertrieben.

Therapeut *(humorvoll)*: Wirklich?

Gudrun: Es ist seltsam, von hier aus sehe ich die Dinge anders.

Therapeut: Ich vermute, dass die Person, mit der ich eben gesprochen habe, mit bestimmten Männern schlechte Erfahrungen gemacht hat.

(Gudrun ist sehr erstaunt über die Erklärung des Therapeuten.)

Therapeut: Dieser Satz kommt Ihnen anscheinend übertrieben vor, was wäre Ihrer Meinung nach zutreffender?

Die Erfahrung des neutralen Stuhls begleitete den gesamten Therapieprozess, und die Klientin konnte eine neue realistischere Perspektive ihrer Erfahrungen und ihrer Aussagen entwickeln.

Beispiel 2: Die Denkweise der Eltern in Frage stellen

Negative Aussagen eines Elternteils können im Laufe des Lebens verändert, mindestens abgeschwächt werden. Um das zu erreichen, kann es sinnvoll sein, die Realität der Eltern zu dem Zeitpunkt, als diese Aussagen gemacht wurden, mit anderen Augen zu sehen. Der neutrale Stuhl ist dazu ein geeignetes Mittel.

Doris *(weint, während sie über ihre Mutter spricht)*: Sie schlug mich und sagte im selben Moment, dass sie nicht wisse, was sie Böses getan hat, um vom lieben Gott mit solch einer Tochter bestraft zu werden. Sie beschuldigte mich, ich sei ein Monster.

Therapeut: Doris, bitte setz dich einen Augenblick auf diesen Stuhl. *(Er zeigt auf einen Stuhl neben sich.)* Sagen wir mal, dieser Stuhl ist neutral. Du bist nicht mehr Doris, sondern jemand außerhalb der Familie, jemand, der deine Situation beurteilen kann, ohne sich einzumischen, verstehst du das? *(Die Klientin nickt und ist bereit, die andere Rolle zu übernehmen.)* Was denkst du über dieses kleine Mädchen? *(Er zeigt auf einen Kinderstuhl, der die kleine Doris in der Zeit repräsentiert, als sie von ihrer Mutter misshandelt wurde.)*

(Doris antwortet nicht, sie braucht Zeit, um sich in ihre neue Rolle einzufinden.)

Therapeut *(sieht die Schwierigkeiten der Klientin mit der neuen Rolle und stellt genauere Fragen, damit ihr die Übernahme der Rolle leichter fällt)*: Glaubst du, dass sie ein Monster ist?

Doris *(überzeugt)*: Nein, sie ist kein Monster.

Therapeut: Glaubst du, sie hat es verdient, geschlagen zu werden?

Doris *(voller Emotionen)*: Nein, sie ist ein gutes kleines Mädchen.

Therapeut: Was willst du damit sagen?

Doris: Sie ist zart und weich und tut niemandem etwas Böses. Sie ist ein sensibles ... intelligentes ... und freundliches Kind.

Therapeut: Warum glaubst du, dass ihre Mutter sie schlägt? *(Er zeigt auf einen Erwachsenenstuhl, der die Mutter repräsentiert.)*

Doris *(runzelt die Augenbrauen)*: Ich glaube, sie ist krank.

Therapeut: Krank?

Doris: Ja ... so als ob ihr Gehirn manchmal verrückt spielt.

Therapeut: Glaubt sie wirklich, dass Doris ein Monster ist?

Doris: Nein, ich glaube, dass sie Erholung braucht, dass sie allein sein möchte. Es ist eine Frau ohne viel Energie und Ressourcen. All die Kinder, das ist zu viel für sie. Und selbst wenn die Kinder den ganzen Tag ruhig wären, ohne zu sprechen und ohne sich zu bewegen, es wäre zu viel für die Mutter.

Dieses Beispiel macht deutlich, dass der neutrale Stuhl die Klientin beruhigt. Die Objektivität, die sie durch diese Übung erreicht, erlaubt es ihr, einen besseren Zugang zu ihrem Erwachsenenteil zu finden (im Sinne der Transaktionsanalyse).

Leere Stühle

Ich habe oft Kollegen beneidet, die in die Wohnungen der Familien gehen und dort Hilfestellung geben. Ich glaube, dass diese Art der Intervention viel Zeit erspart. Man bekommt einen besseren Eindruck von der Realität der Klienten, und sie verhalten sich viel natürlicher als in unseren Praxisräumen. Es ist faszinierend zu sehen, wie anders ein Klient in seinem eigenen Wohnbereich reagiert im Vergleich zu seinem Verhalten in unserem Umfeld.

Aber die meisten Kollegen unserer Berufsgruppe arbeiten ausschließlich in Beratungsstellen oder Praxisräumen, und dabei ist der Einsatz der leeren Stühle hilfreich. Unabhängig von der Art der Konsultation (Paartherapie, Einzeltherapie etc.) kann der Therapeut so einen gewissen Eindruck vom häuslichen Rahmen der Klienten bekommen. Er verbindet jeweils einen Stuhl mit einer abwesenden Person, die im Verlauf des Gesprächs genannt wird. So spürt der Klient die Anwesenheit der oder des anderen, und dies verdichtet die Aussagekraft seiner Verhaltensweisen.

Nehmen wir das Beispiel eines Gesprächs mit einer Klientin, in dem es um ihre Wut und ihren Groll gegenüber ihrem Ex-Ehemann ging. Es reichte bereits aus, einen leeren Stuhl, der ihren Mann repräsentierten sollte, in ihre Nähe zu bringen, und die Klientin hastete spontan auf die gegenüberliegende Seite. Diese heftige nonverbale Reaktion bestätigt den wirkungsvollen Effekt des leeren Stuhls.

Ein anderer Klient hatte acht Stühle aufgestellt, die er mit Menschen in seinem Umfeld verband. Jedes Mal, wenn er zum Gespräch kam, stellte er spontan den Bezug zu einer Person her: »Seinetwegen ist ...«, sagte er, indem er auf einen bestimmten Stuhl zeigte. Diese Reaktion erforderte von dem Therapeuten eine enorme Gedächtnisleistung, weil er wissen sollte, welche Person der Klient auf dem jeweiligen Stuhl vor sich sah. Dieser hatte sozusagen in dem Raum mehrere imaginäre Individuen versammelt, die ihm sehr real erschienen.

Die Projektion kann noch verstärkt werden, wenn der Therapeut dem leeren Stuhl ein Objekt hinzufügt, z. B. eine Flasche Bier auf den Stuhl eines alkoholisierten Vaters oder ein Buch für eine intellektuelle Mutter. Es kann auch der Vorname einer Person auf einen Zettel geschrieben und an der jeweiligen Stuhllehne befestigt werden. Bestimmten Klienten fällt es leichter, sich vorzustellen, eine Person säße dort, wenn der Stuhl leer ist.

Wenn der Klient die wichtigen Personen seines Lebens auf den verschiedenen Stühlen hat Platz nehmen lassen, fragt der Therapeut nach deren Reaktionen oder schlägt dem Klienten vor, in die ein oder andere Rolle hineinzuschlüpfen, indem er sich selbst auf einen der Stühle setzt und dann von einem Stuhl zum anderen wechselt. Die leeren Stühle sind ein wertvolles Mittel, das Dynamik, Realität und Abwechslung in das Gespräch bringt.

Rollenspiele

In den vorausgegangenen Fallbeispielen wurden bereits Rollenspiele vorgestellt, die in der Impact-Therapie eingesetzt werden. Bei den meisten ging es um Anteile des eigenen Selbst. In den nun folgenden Fällen geht es um Rollenspiele, in denen andere Personen impliziert sind.

Beispiel: Konflikte mit einer abwesenden Person lösen

Die Eltern von Torsten wurden geschieden, als er 10 Jahre alt war. Er hat unter der Trennung sehr gelitten, und das umso mehr, da sein Vater ihn nie mehr angerufen hat. Er war zwar immer sehr höflich am Telefon, wenn sein Sohn ihn sprechen wollte, aber er hat ihn von sich aus nie angerufen. Nicht einmal am Geburtstag. Torsten interpretierte dieses Verhalten als Gleichgültigkeit und Zurückweisung. Er glaubte, dass der beruflich sehr erfolgreiche Vater sich seiner schämte. Torsten seinerseits wusste mit 19 Jahren immer noch nicht, was er werden wollte, und hatte große Schwierigkeiten in der Schule.

Therapeut: Torsten, ich möchte dir eine Übung vorschlagen. Ich glaube, sie könnte hilfreich sein, um besser zu verstehen, was zwischen dir und deinem Vater passiert. Ich werde dir dabei helfen. Was hältst du davon?

Torsten: Was ist es denn?

Therapeut: Sagen wir mal, dieser Stuhl repräsentiert deinen Vater. *(Er stellt einen Stuhl ungefähr 15 cm vor Torsten hin.)* Was würdest du ihm gerne sagen?

Torsten: Das weiß ich nicht. *(Er fühlt sich ein wenig überrumpelt.)*

Therapeut: Möchtest du wissen, ob er dich liebt? Also, frag ihn: »Papa, magst du mich?«

Torsten *(wiederholt auf Drängen des Therapeuten mechanisch dessen Worte)*: Papa, magst du mich?

Therapeut: Jetzt setzt du dich auf seinen Platz und antwortest Torsten.

Torsten *(sitzt auf dem Stuhl des Vaters und gibt spontan eine Antwort)*: Natürlich mag ich dich! Warum glaubst du, dass ich 19 Jahre lang für dich Geld ausgegeben habe?

Therapeut: Okay, setz dich wieder auf deinen Stuhl und wende dich an deinen Vater.

Torsten *(wendet sich an den Therapeuten)*: Das will ich aber gar nicht!

Therapeut: Was willst du denn?

Torsten: Ich will, dass er mich anruft und dass wir etwas gemeinsam unternehmen und dass er mir zeigt, ob ich wichtig für ihn bin.

Therapeut: Dann sag es ihm!

Torsten: *(Es wird spürbar, wie diese Übung immer weniger Spiel und immer mehr Realität wird.)* Das will ich gar nicht. Ich hätte mir gewünscht, dass du mich in all den Jahren mal anrufst, dich für mich interessierst, mich mitnimmst auf ein Fest oder so und dass du nicht nur Geld für mich zahlst!

(Der Therapeut weist mit einer Klopfbewegung den Klienten an, sich wieder auf den Stuhl des Vaters zu setzen.)

Torsten *(bleibt einen Moment sitzen und versucht zu spüren, was in dem Vater vorgeht, wendet sich dann an den Therapeuten)*: Der sagt nichts!

Therapeut: Nun geh wieder auf deinen Stuhl zurück! *(Torsten macht es.)* Möchtest du ihn fragen, warum er dich nie angerufen hat? Ja, dann mach das doch, frag ihn!

Torsten: Warum hast du mich nie angerufen?

(Der Therapeut gibt dem Klienten zu verstehen, wieder den Stuhl zu wechseln.)

Torsten *(auf dem Stuhl des Vaters)*: Er antwortet nicht.

Therapeut: Dann sag mir, liebt er Torsten?

Torsten *(immer noch auf dem Stuhl des Vaters)*: Ja, er liebt mich. Aber jedes Mal, wenn ich auf seinem Stuhl sitze, ist es, als spürte ich einen großen Steinblock um mich herum.

Therapeut: Warum sagt er dir nicht, dass er dich lieb hat?

Torsten: Er ist zu verletzt und kann solche Dinge nicht ausdrücken. Er ist gefangen in seinem Steinblock.

Therapeut: Schämt er sich wegen Torsten? *(Der Therapeut versucht, die irrationalen Gedanken des Klienten zu entschärfen, indem er sie der Realität des Vaters gegenüberstellt.)*

Torsten *(versucht weiter, auf dem Stuhl des Vaters dessen Gefühle zu erspüren)*: Nein, das glaube ich nicht.

Therapeut: Würde er dich anrufen, würde er mit dir ausgehen oder würde er dir sagen, dass er dich liebt, wenn sein Sohn ein besserer Schüler wäre?

Torsten: Nein, nein. Es würde überhaupt nichts an seiner Art, mit mir umzugehen, verändern.

Therapeut: Torsten, setz dich jetzt bitte hier auf diesen Stuhl. Sagen wir mal, er ist neutral. *(Der Therapeut und der Klient sitzen nebeneinander, beide betrachten die zwei Stühle, die eben im Rollenspiel benutzt wurden.)* Schau mal, hier gibt es zwei sich widersprechende Realitäten. Die eine sagt: Er liebt mich nicht, er schämt sich meinetwegen, er ruft mich nicht an, weil er sich nicht für mich interessiert. Die andere Realität sagt: Ich liebe ihn, ich schäme mich seinetwegen nicht, ich rufe ihn nicht an, weil ich in meinem Steinblock gefangen bin. Torsten, einer dieser Stühle steht für die Realität *(schreibt auf einen Zettel 2+2=4)*, und der andere Stuhl repräsentiert die Imagination *(schreibt auf einen anderen Zettel 2+2=9)*. Bitte sag mir, wo ich beide Zettel anbringen soll. Welcher Stuhl entspricht 2+2=4?

(Torsten begreift, dass es sich um den Stuhl des Vaters handelt, und bittet den Therapeuten, den Zettel mit 2+2=4 darauf anzubringen.)

Therapeut *(befestigt die Zettel an den entsprechenden Stühlen)*: Torsten, du kannst ja glauben, dass 2+2=9 ist, wenn du möchtest, aber du weißt ja, dass es falsch ist. Die Wahrheit ist, dass dein Vater dich liebt und dass er dich sehr schätzt, aber er hat Probleme mit sich selbst. Du kannst hier rausgehen und weiterhin auf dem Stuhl sitzen, der dir viel Falsches sagt, oder du kannst dich für die Wahrheit entscheiden. Welche Option ziehst du vor?

Der Klient nimmt aus dem Gespräch nicht nur Worte mit, sondern auch Bilder und Erfahrungen, an die er sich erinnern wird und die sich in seine persönliche Lebensbilanz einprägen werden.

Zeit

Ein Mann hat kein Vertrauen in sich selbst, weil er mit 10 Jahren sitzen geblieben ist. Eine Frau hasst alle Männer, weil sie von ihrem Vater sexuell missbraucht wurde. Eine Mutter will keine Kinder mehr, weil ihr erstes bei einem Autounfall ums Leben kam. Sehen Sie Ähnlichkeiten zwischen diesen Personen? Alle haben in gewisser Weise nach einem schlimmen Ereignis aufgehört, lebendig zu sein. Statt sich dem Problem zu stellen, haben sie sich von allem abgewandt, was ihren unfassbaren Schmerz aktivieren könnte. Diese Menschen haben oft zwei Probleme: das Ursprungstrauma und die Art und Weise, in der sie das erste Problem zu bewältigen versuchen.

Beispiel: Ein wegen einer Affäre uneiniges Paar

In diesem Fallbeispiel lebt ein Paar seit acht Jahren in der Hölle. Zwei Jahre lang hatte der Mann Prostituierte aufgesucht. Weil er schon sehr früh große Verantwortung übernehmen musste, hatte er als Jugendlicher seine Sexualität unterdrückt. Nach zwei Jahren intensiver sexueller Ausschweifungen entschied er sich, es seiner Frau zu beichten. Er war überzeugt, sie würde ihm verzeihen, denn sie kannte die Leidensgeschichte seiner Jugend.

Aber sie machte ihm gewaltige Vorwürfe, und noch nach acht Jahren kann ihr Mann das Haus nicht betreten, ohne dass sie ihn laut beschimpft und beschuldigt. Seit dem Tag seines Geständnisses vor acht Jahren hatte sich daran nichts geändert. Es war für die gesamte Hausgemeinschaft unerträglich geworden.

(Der Therapeut konnte nicht einmal die Frage stellen »Was ist Ihr Problem?« und schon begann die Frau mit ihrer Beschimpfungsorgie.)

Klientin: Ich kann Ihnen genau sagen, was bei uns nicht läuft. Vor Ihnen sitzt das widerlichste, ekelhafteste und scheußlichste Exemplar seiner Gattung. Nur ein Schwein, ein zügelloser Mensch ist zu so etwas fähig …

Therapeut *(begreift, dass er sie nicht stoppen kann, und bittet den Ehemann, der brav seine Strafe einsteckend in sich zusammengesunken ist, den Raum zu verlassen. Der Auftritt der Frau diente allein dazu, ihn zu bestrafen. Sie beruhigte sich, nachdem er auf Geheiß des Therapeuten den Raum verlassen hatte. Erst dann konnte der Therapeut das Gespräch aufnehmen)*: Inge, sagen Sie mir, wann, in welchem Jahr, hat Ihr Mann Ihnen all das gestanden?

Klientin: Am 2. Juli 1997, um 10 Uhr.

Therapeut *(schreibt auf einen Zettel das Jahr 1997 und heftet ihn an die Lehne eines Stuhls)*: Welches Datum haben wir heute, Inge?

Klientin *(schaut den Therapeut an und scheint irritiert zu sein von der Banalität der Frage)*: Heute ist der 3. Juli 2005!

Therapeut *(schreibt die Zahl 2005 auf ein anderes Blatt Papier und heftet es an die Lehne des Stuhls ihr gegenüber)*: Inge, Sie sitzen auf welchem Stuhl?

Die Klientin reagiert sehr positiv auf diese Demonstration. Ihr wurde klar, dass sie sich seit acht Jahren, seit dem 2. Juli 1997, verboten hatte zu leben, zu lachen, zu lieben, sich zu entwickeln. Jedes Mal, wenn sie ihren Mann sah, wenn sie etwas mit ihm unternehmen wollte, hatte sie den 2. Juli 1997 vor Augen. Es gab nichts Gemeinsames mehr. Wie viele andere hatte diese Frau wegen schlimmer Ereignisse einfach aufgehört zu leben. Sie verlor acht Jahre ihres Lebens, für die sie niemand entschädigen kann.

Um diesen Effekt noch zu steigern, nimmt der Therapeut seine Rechenmaschine und multipliziert die Jahre mit Minuten: 8 Jahre x 365 Tage x 24 Stunden x 60 Minuten = 4 204 800 Minuten! Das ist viel, das ist viel zu viel. Der Therapeut schlägt ihr vor, den Stuhl zu wechseln, allerdings unter der Bedingung, weder hier in der Praxis noch zu Hause weitere Klagelieder anzustimmen und Beschimpfungen von sich zu geben. Sie akzeptiert die Vereinbarung, weil sie endlich begriffen hat, wie viel sie es bisher schon gekostet hat.

Rollenwechsel und/oder Co-Therapie

Nachfolgend finden Sie drei Fallbeispiele, die die Vorteile eines Rollenwechsels zeigen.

Beispiel 1: Ein seit 50 Jahren gut gehütetes Geheimnis

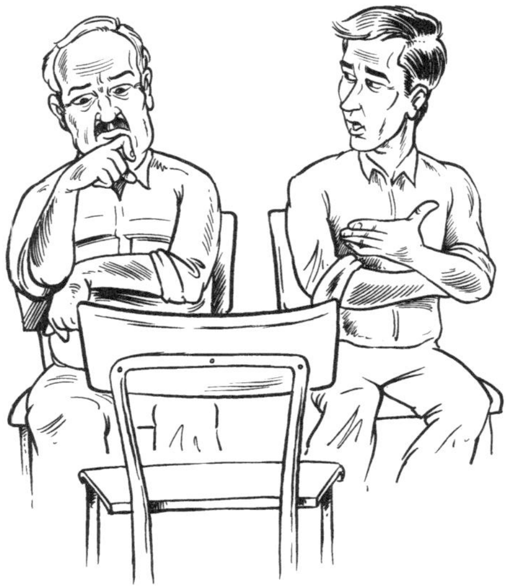

Gerhard, 65 Jahre, kommt zur Beratung, weil er sich persönlich weiterentwickeln möchte. Nach der dritten oder vierten Sitzung gewinnt der Therapeut den Eindruck, dass er etwas Wichtiges verheimlicht.

Therapeut: Gerhard, ich möchte Ihnen heute eine etwas andere Übung anbieten. Heute werden Sie mein Co-Therapeut sein. Gemeinsam werden wir versuchen, Gerhard zu helfen. Einverstanden?
Gerhard *(setzt sich neben den Therapeuten, beide betrachten den leeren Stuhl, auf dem Gerhard eben gesessen hat)*: Können wir versuchen!
Therapeut: Was halten Sie von Gerhard?
Gerhard *(in seiner Rolle als Co-Therapeut)*: Meiner Meinung nach hat er ein Selbstwertproblem.
Therapeut: Ja, das glaube ich auch. Was glauben Sie, woran das liegt?
Gerhard: Ich glaube, es hat etwas mit seiner Kindheit zu tun.
Therapeut: Mit welcher Phase der Kindheit, glauben Sie?
Gerhard: Sehr wahrscheinlich war das in der Jugend.
Therapeut: Haben Sie den Eindruck, dass er alles gesagt hat, auch Geheimnisse?

Gerhard: Nicht wirklich!
Therapeut: Warum glauben Sie das?
Gerhard: Vielleicht, weil er denkt, dass man das nicht tut!
Therapeut: ... dass man das nicht sagt. *(mit Nachdruck)* Was sagt man nicht? Vielleicht etwas Sexuelles?
Gerhard *(zögert ein wenig, die Stimme klingt heiser)*: Könnte sein!
Therapeut: Haben Sie den Eindruck, dass er schon immer geglaubt hat, darüber schweigen zu müssen, und dass er daher sein ganzes Leben lang in diesem Geheimnis gefangen blieb?
Gerhard *(denkt nach)*: Das sieht so aus.
Therapeut: Glauben Sie, dass es für ihn von Vorteil wäre, wenn er es mit einer Vertrauensperson wie mir teilen könnte, um besser zu verstehen, was geschehen ist?
Gerhard *(scheint diese Möglichkeit zum ersten Mal zu bedenken)*: Das wäre vielleicht interessant.
Therapeut: Wie könnte man ihn dazu bringen, dass er anspricht, was ihm so schwer erscheint?

Im Grunde kann der Therapeut alle Fragen stellen. Als Co-Therapeut antwortet der Klient eher und stellt die entscheidenden Informationen zur Verfügung, außerdem bringt ihn die Rolle dazu, das Problem aus einer völlig anderen Blickrichtung wahrzunehmen. Die Übung ist auch von großem Vorteil für die therapeutische Beziehung, weil beide einen Moment lang eine »Allianz des Wissens« bilden.

Beispiel 2: Co-Therapie mit einem kleinen Kind

Das Kind ist 5 Jahre alt und wird von seinem Lehrer an uns überwiesen. Seine Eltern haben sich kürzlich getrennt, und das Kind lebt jetzt allein beim Vater. Sei einiger Zeit beobachtet der Lehrer Veränderungen im Verhalten des Schülers, der weder mit den anderen Schülern noch mit seinem Lehrer spricht. Er ist im Unterricht unkonzentriert und scheint sich immer mehr zurückzuziehen. Die Kollegen fürchten, dass er von seinem Vater sexuell missbraucht wird.

Therapeut *(respektiert die Verschlossenheit des Kindes und beschließt, ihn nicht direkt anzusprechen, sondern beschäftigt sich mit einem roten Kinderstuhl. Felix spielt in der Nähe und wirft hin und wieder einen flüchtigen Blick in die Richtung des Therapeuten)*: Sagen wir mal, dieser kleine Stuhl ist Felix ... *(Er wendet sich an den Stuhl.)* Oh, er spricht nicht viel! *(Schweigen)* Früher sprach er mehr. *(Schweigen)* Jetzt spricht er mit niemandem mehr, zumindest nicht in der Schule!

(Felix bleibt in seiner Ecke und beobachtet aus dem Augenwinkel heraus das Spiel des Therapeuten.)

Therapeut *(langes Schweigen zwischen den Sätzen. Er betrachtet intensiv den kleinen Stuhl und lässt Felix in seiner Ecke allein)*: Ich weiß nicht, warum er so geworden ist ... Die anderen würden gerne seine Freunde sein ... Ich glaube, Felix ist nicht glücklich, so ganz allein ... Es sieht so aus, als hätte er Angst, mit den anderen zu sprechen, vielleicht weil er ein Geheimnis hat, das er nicht preisgeben will.

(Bei der letzten Bemerkung macht Felix eine ruckartige Bewegung. Offensichtlich hat der Therapeut einen sensiblen Punkt berührt.)

Therapeut *(streichelt sanft und behutsam den kleinen roten Stuhl, so als säße das Kind darauf, tut so, als würde er sanft seine Knie berühren, seine Hände und seinen Kopf, und fährt in seinem Monolog fort)*: Ich glaube, es ist nicht gut für ihn, dass er alles für sich behalten will ... Vielleicht denkt er, dass es besser ist? Aber wenn es wirklich besser wäre, warum ist er dann so traurig? *(Schweigen)* Es muss eine andere Lösung geben. *(Nach einem längeren Schweigen zieht der Therapeut einen weiteren kleinen Stuhl zu sich heran, dieser ist weiß. Er umarmt ihn wie einen Freund.)* Nun, wir sagen einfach mal, das ist auch Felix, er hat auch ein Geheimnis ... Er hat Angst, große Angst, darüber zu sprechen ... *(Schweigen)* Aber er sagt sich: Wenn ich niemals darüber spreche, dann werde ich immer mit dem Problem allein sein, ich werde keine Freunde haben, ich werde immer Angst haben, und ich werde jeden Tag weinen. Nein! Das will ich nicht, das ist blöd!

(Der Therapeut macht weiter, während Felix ihn heimlich, aber sehr aufmerksam beobachtet. Der Junge wehrt sich nicht, weil der Therapeut sich nicht direkt an ihn wendet. Der Therapeut verbalisiert verschiedene Möglichkeiten mit dem Ziel, Felix dazu zu bringen, nachzudenken und mit jemandem zu sprechen, dem er vertraut und der ihm helfen kann.)

Therapeut: Auch wenn er sehr große Angst hat, mit jemandem darüber zu sprechen, traut er es sich vielleicht doch, wenn es jemand ist, dem er vertraut und der ihm helfen kann. Das muss ein Erwachsener sein, weißt du warum? Schau mal! *(Der Therapeut wendet sich immer noch an den kleinen leeren Stuhl und nimmt eine Tasche mit verschiedenen Gegenständen.)* Siehst du diese Tasche? Sagen wir mal, es dreht sich um ein Kind im Alter von 5 bis 6

Jahren. Kann ein Kind ein Haus alleine bauen? Nein! Kann es Rechenaufgaben lösen, Multiplikationen? Natürlich nicht! Aber es kann sich alleine anziehen, es kann seinen Vornamen schreiben. Es hat viele Sachen in seiner Tasche, aber diese Tasche ist nicht so groß wie die eines Erwachsenen. *(Der Therapeut nimmt eine große Tasche, die die Tasche des Erwachsenen symbolisieren soll.)*
Das Kind spricht besser mit einem Erwachsenen über sein Geheimnis, weil er mehr weiß und mehr Tricks kennt, an die das Kind noch nicht denken kann, weil seine Tasche ja noch klein ist. *(Der Therapeut insistiert, dass Felix sich an einen Erwachsenen als Vertrauensperson wendet, weil sonst die Gefahr bestehen könnte, dass er mit einem Gleichaltrigen in der Klasse darüber sprich.)* Außerdem gibt es Erwachsene wie mich, die haben eine Spezialtasche, um Kindern zu helfen. Ich glaube, Felix wäre wieder glücklich, wenn er sich jemandem anvertrauen könnte. Zumindest wäre er dann nicht mehr so allein mit der Last. *(Der Therapeut tut so, als hielte er die Hände des Kindes auf dem weißen Stuhl, und spricht sehr nah zu ihm in einer nonverbalen auffordernden Haltung.)* Wenn er sich z. B. mir anvertrauen würde, da es ja meine Arbeit ist, und ich ihm etwas vorschlagen könnte, damit es ihm wieder besser geht, damit er wieder mit seinen Freunden spielen kann, damit alle, die er gern hat, glücklich sind *(Bezug zum Vater)*.

Das Prinzip oder die Strategie des Therapeuten besteht einerseits darin, so präzise wie möglich in einer einfachen Sprache zu beschreiben, was das Kind empfindet, um sich an sein Erleben anzukoppeln. Andererseits versucht der Therapeut, Lösungen aufzuzeigen, die das Kind übernehmen kann, um sein Problem zu bewältigen und um die schlimme und nachteilige Situation zu verbessern. Dann beschreibt er die Situation mit verschiedenen Lösungsmöglichkeiten, wie z. B. sich an einen Erwachsenen zu wenden, der ihm helfen kann.

Durch die verbale und nonverbale Sprache zwischen dem Therapeuten und dem Kinderstuhl wird auf die therapeutische Beziehung eingewirkt, auch wenn das Kind zunächst nicht bereit ist, sich zu beteiligen. Der Therapeut kann dann dem Kind vorschlagen, den roten oder den weißen Stuhl auszuwählen und einen von beiden nach der Sitzung mitzunehmen. Selbst wenn sich das Kind nach dieser Übung weiterhin ablehnend zeigen würde, könnte der Therapeut mit seiner Strategie fortfahren. Er bringt es dazu, das Problem zu dissoziieren und objektiver zu sehen. Es erfährt zudem Zuneigung und Unterstützung durch die verbale und nonverbale Kommunikation über die Kinderstühle.

Zeitprogression

Ed Jacobs (1994) sagte in einem seiner Seminare: »Wenn es möglich wäre, einen Jugendlichen, der seine erste Zigarette in den Mund steckt, nur für zwei Minuten erleben zu lassen, einen Lungentumor im Endstadium zu haben, mit den Schmerzen, der Hilflosigkeit, der medizinische Behandlung etc., dann würde diese Zigarette wahrscheinlich niemals angezündet werden.« Die Technik der Zeitprogression ist ein Versuch, eine solche Erfahrung erlebbar zu machen, sie zu verstärken und die Probleme vorauszusehen, die sich in der Zukunft entwickeln können.

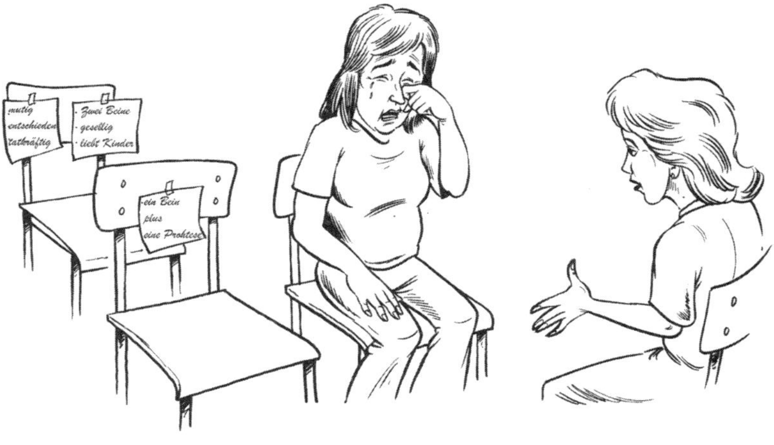

Beispiel: Rückzug nach einer Behinderung

Sybille wurde nach einem Autounfall ein Bein amputiert, sonst wäre sie gestorben. Zwei Jahre danach hat sie die Behinderung noch nicht akzeptiert. Sie isoliert sich zunehmend, verbringt die meiste Zeit vor dem Fernsehapparat, lehnt Einladungen ab und zieht sich so weit wie möglich zurück. Ihr Umfeld reagiert hilflos und zunehmend ärgerlich auf ihr Verhalten, denn vorher war sie eine mutige, entschiedene und tatkräftige Person. Nun fordert die Krankenkasse, dass sie einen Psychologen aufsucht, um Versicherungsleistungen weiter in Anspruch nehmen zu können.

Therapeutin: Sie verbringen die meiste Zeit allein. In Ihrem Kopf sind nur Trauer, Hilflosigkeit und Auflehnung gegen Ihre Behinderung. Ich vermute mal, dass auf einer Skala von 0 bis 10 sich Ihr Leben im Bereich 2 bewegt, und das ist wahrscheinlich noch eine optimistische Einschätzung. Vertue ich mich da?

(Sybille antwortet nicht, bleibt distanziert.)

Therapeutin *(stellt einen Stuhl hinter die Klientin, dieser Stuhl verkörpert Sybille vor ihrer Behinderung. Da hatte sie noch beide Beine. Sie schreibt »zwei Beine« auf einen Zettel und heftet ihn an diesen Stuhl)*: Man hat mir gesagt, dass sie mutig, entschieden und tatkräftig war. *(Sie schreibt auch diese Wörter auf einen Zettel und heftet ihn an den Stuhl.)* Wie würden Sie sie noch beschreiben? Welche besonderen Merkmale hatte sie?

(Sybille schweigt weiter, man sieht, dass sie nachdenkt.)

Therapeutin: War sie gesellig, umgänglich, gemeinschaftsfähig?

(Sybille ist bestürzt, so als ob sie diese Zeit wieder erlebte.)

Therapeutin *(notiert diese Eigenschaften auf ein Blatt Papier und legt es auf den Stuhl)*: Sehen Sie noch andere Dinge, die man hinzufügen könnte, um Sybille gerecht zu werden?

Sybille: Sie liebt Kinder und hat es immer irgendwie einrichten können, mit ihnen zu spielen, sie hat sie verwöhnt und wollte ihnen oft nahe sein. *(Sie wird immer trauriger und nostalgischer.)*

Therapeutin *(schreibt auch diesen Aspekt auf und legt das Blatt auf den Stuhl)*: Noch etwas?

(Sybille schüttelt den Kopf.)

Therapeutin: Gut. Nun kommt der andere Stuhl dran. *(Sie stellt den Stuhl neben die Klientin.)* Dies ist Sybille heute. Sie hat ein Bein bei einem Unfall verloren und trägt eine Prothese. *(Sie schreibt »ein Bein plus eine Prothese« auf einen Zettel und heftet ihn an den neuen Stuhl.)* Aber sagen Sie mir, welche Eigenschaften von Sybille können wir jetzt von dem einen Stuhl auf den anderen herübernehmen? Hat ihr der Unfall auch den Mut und ihre Kinderliebe, ihre Entschiedenheit und ihr Selbstvertrauen genommen, oder sind diese Eigenschaften immer noch da, und sie hält sie nur fest verschlossen? *(Die Therapeutin nimmt alle Zettel von dem Stuhl der »Vergangenheit«, steckt sie in einen Umschlag, verschließt den Umschlag und legt ihn auf den Gegenwartsstuhl gleich rechts neben die Klientin. Sie lässt ihr etwas Zeit zum Nachdenken und fährt fort, nachdem die Klientin nichts sagt.)* Und jetzt gibt es einen neuen Stuhl, er repräsentiert Sybille in fünf Jahren. *(Sie stellt einen ande-*

ren Stuhl vor sie hin.) Wie wird es ihr gehen, wenn sie weiterhin diesen Umschlag verschlossen hält?

Sybille *(weint und sagt dann schluchzend)*: Ich kann nicht so weiterleben, mit einem Bein. Das ist zu schwer ...

Therapeutin: Doch, Sie könnten ... Aber dafür ist es notwendig, dass Sie Ihren Umschlag öffnen und all diese Zettel zu sich nehmen. Sie gehören zu Ihnen! *(Während sie das sagt, übergibt sie den Umschlag der Klientin und fordert sie auf, ihn zu öffnen.)*

Sybille *(nimmt den Umschlag, öffnet ihn und betrachtet jedes Blatt einzeln):* Seltsam! ... Allein durch das Öffnen dieses Umschlags fühle ich mich stärker und mehr bereit, wieder ein wenig die zu werden, die ich früher war ... nur mit einem Bein weniger.

Therapeutin: Ich glaube, dass Sie viel zu lange schon nur dieses eine Blatt Papier angeschaut haben ... *(Sie legt den Zettel, auf dem »Ein Bein plus eine Prothese« steht, so, dass sie ihn sehen muss. Die anderen Zettel werden verdeckt.)* ... anstatt das Gesamte zu sehen. *(Sie legt den ersten Zettel unter die anderen mit den vielseitigen Eigenschaften darauf.)* Was meinen Sie?

Sybille: Ja, das stimmt genau!

Die Zettel erhielten eine große Bedeutung im Alltag von Sybille und in unseren nachfolgenden Gesprächen. Durch den Einsatz der Stühle weitete sich ihre Perspektive für Veränderung.

Die Realität von Fantasien unterscheiden

Viele Störungen sind mit zu starken Imaginationen verbunden. Wenn sich z. B. ein Kind um zwei Stunden verspätet, geraten manche Eltern in Panik, weil sie fürchten, es sei verunglückt oder entführt worden. In Wirklichkeit spielt es mit seinen Freunden und hat die Uhrzeit vergessen. Ein Chef hat Streit mit seiner Frau und reagiert gereizt auf einen Mitarbeiter. Wegen der Ungeduld seines Chefs glaubt dieser nun, er könnte entlassen werden, schläft deshalb schlecht und hat drei Tage lang Verdauungsprobleme.

Um die Realität besser von Fantasien zu unterscheiden, empfiehlt sich die folgende Übung mit zwei Stühlen. Auf dem ersten Stuhl steht: »Realität oder 2+2=4«, und der andere erhält die Aufschrift »Fantasie oder 2+2=9«. Der Klient sitzt auf dem ersten Stuhl und stellt die Problemgeschichte dar. Danach setzt er sich auf den anderen Stuhl und betrachtet all das, was er sich vorgestellt hat. Der Therapeut kann mit dieser Übung deutlich machen, wie schädlich es ist, nur den Stuhl der Imagination statt die realen Fakten zu sehen. Er kann mit der Übung auch verdeutlichen, wie der Klient durch gezielte Kommunikation seine hypothetischen Annahmen im Alltag überprüfen kann.

Der nachdenkende Stuhl und der mit immer den gleichen Geschichten

Eine ähnliche Technik ist die mit den beiden Stühlen, von denen einer nachdenkt und der andere nicht. Der erste Stuhl verkörpert die Rolle des Erwachsenen (in Anlehnung an die Transaktionsanalyse). Er analysiert, versteht und erklärt die Dinge und ist in der Lage, angemessene Urteile zu fällen, Entscheidungen zu treffen und zu Wohlbefinden zu gelangen. Der Stuhl, der nicht nachdenkt steht für den »kritischen Elternteil« oder das »angepasste Kind« (Konzepte ebenfalls aus der Transaktionsanalyse). Dieser Teil wiederholt immer wieder die Erfahrungen aus der Kindheit, das, was wir damals gehört und gelernt haben. Dieser Teil fragt nicht nach dem Sinn, sondern leiert immer wieder das Gleiche herunter, immer wieder die gleichen Geschichten, Tag für Tag, Jahr für Jahr!

Die Übung besteht nun darin, sich auf beide Stühle zu setzen, kognitiv und kinästhetisch nachzuspüren und die jeweiligen Gefühle zu beschreiben. Es ermöglicht dem Klienten, die Schlüsselelemente seines Lebens zu erkennen. Der Therapeut kann ihn auffordern zu wählen, auf welchem Stuhl er sein Leben weiterführen möchte, welcher von beiden für den besseren Weg steht. Er erarbeitet mit ihm, wie er den anderen Teil abstreifen kann. (Danach kann der Therapeut den Klienten auffordern, diesen Stuhl symbolisch aus dem Raum zu tragen.)

Angst vor Veränderung

Kennen Sie die Aussage: »Ich möchte, dass sich etwas ändert, aber ich will nichts dafür tun!«? Ich vermute, dass viele von uns diesen paradoxen Satz bereits mehr als einmal gehört haben. Aber wie kann man einem Klienten diesen Widerspruch deutlich machen?

Beispiel: Stühle übereinander gestellt

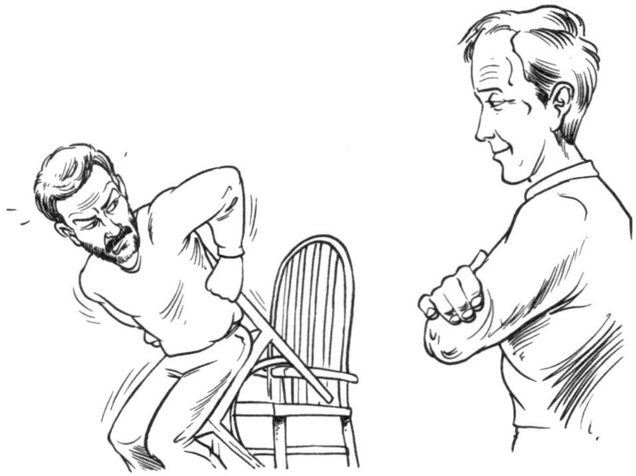

André ist der König der Lügner. Seine Großmannssucht entstand durch vielfältige Zwänge in seiner Kindheit. Durch diese Übung begreift er, dass er oft nur so tut, als sei er mit einer Sache einverstanden. Er vermeidet Streitigkeiten, hält sich aber nicht an die so getroffenen Vereinbarungen. Es kommt daher immer wieder zu massiven Spannungen. Mit 42 Jahren hatten seine Betrügereien ein Ausmaß angenommen, dass er nicht mehr ein noch aus weiß. Jetzt will er sich davon befreien und spürt seine Hilflosigkeit.

Therapeut: André, ich möchte Ihnen demonstrieren, was von Anfang an in unseren Gesprächen geschehen ist. Nun, sagen wir mal, der Stuhl, auf dem Sie gerade sitzen, verkörpert André im augenblicklichen Zustand, das heißt den André, der täglich lügt. Dieser Stuhl *(zeigt auf einen weiteren Stuhl, der anders aussieht als der erste)* verkörpert den André, der nicht mehr lügt, der fest entschlossen ist, die Wahrheit zu sagen, auch wenn es ihm schwer fällt. Jetzt halten Sie bitte Ihren Stuhl fest, kommen mit ihm hierher und setzen sich auf diesen Stuhl. *(Diese Übung führt häufig zu lustigen Szenen. Der Klient versucht, sich auf einen anderen Stuhl zu setzen, hält aber gleichzeitig den Stuhl, auf dem er sitzt, fest. Natürlich wird bald deutlich, dass das nicht möglich ist.)*

André *(nach einigen erfolglosen Versuchen)*: Das kann überhaupt nicht gehen, das ist unmöglich!

Therapeut: Genau das wollte ich deutlich machen! Aber finden Sie nicht, dass Sie in unseren letzten drei Gesprächen genau das versucht haben? *(Der Klient begreift den Sinn der Übung.)* Ich glaube, der einzige Weg besteht darin, das frühere Verhalten aufzugeben, *(veranlasst André, den Stuhl loszulassen)* und die nötigen Schritte zu unternehmen, um anders mit Meinungsverschiedenheiten und Streitigkeiten umzugehen.

Mit diesem Beispiel wird gezeigt, wie es den Klienten durch visuelle und kinästhetische Erfahrungen leichter gemacht wird, den eigenen Veränderungsprozess zu erkennen. Wenn alle Sinne eingebunden sind, wird eine deutlichere Spur gelegt.

Es ist sehr vorteilhaft, die Metapher der Stühle so nachdrücklich wie möglich einzusetzen und so der Übung ein Maximum an Bedeutung zu geben. Der Therapeut muss sich die erforderliche Zeit nehmen, um emotionale und kognitive Reaktionen des Klienten während der Übung zu erkennen und zu bearbeiten. Empfindet der Klient Lust, Spaß, Freude, Leichtigkeit oder Angst? Sieht er Hindernisse, die ihn von dem zweiten Stuhl entfernen? Der Therapeut kann sich selbst auch körperlich in die Metapher einbringen, indem er beispielsweise dem Klienten die Hand reicht und ihn an sein Ziel führt. Löst das Verlassen des ersten Stuhls vielleicht eine gewisse Trauer aus? Kurzum, die Informationen, die man aus dieser Übung ziehen kann, sind sehr Gewinn bringend.

Leere aus Selbstlosigkeit

Fünf Jahre lang wurde Daniela, das einzige Mädchen in der Familie, von ihren fünf Brüdern missbraucht. Ihr einziger Vertrauter war ihr Tagebuch. Eines Tages, als sie nach Hause kommt, hat es der Vater in den Händen, die Mutter steht daneben und weint. Der strafende Blick des Vaters lässt keinen Zweifel, er hat die Seiten gelesen: Mit wütendem Blick auf die Tochter wirft er das Heft in die Flammen des Ofens. Die Mutter ist eine unterwürfige und schüchterne Frau. Die Brüder sind ausgesprochen frauenfeindlich, und der Vater ist Präsident dieses »Clubs«. Daniela wird öffentlich für fünf Jahre Missbrauch verantwortlich gemacht.

Ihre Brüder erniedrigen sie, indem sie in der Schule jedem, der es hören will, erzählen, dass sie mit ihr geschlafen haben. Ihr Vater spricht monatelang nicht mit ihr, stellt sich immer mehr auf die Seite der Söhne und zeigt der Tochter gegenüber nur Ablehnung, Indifferenz und Groll. Auch bestraft er sie andauernd. Nach einiger Zeit vererbt er sein erfolgreiches Geschäft an seine fünf Söhne. Daniela gelingt es mit 40 Jahren nur schwer, ihre Miete aufzubringen. Sie ist stolz darauf, dass es ihr gelungen ist, ein kleines Auto zu erwerben, und glaubt, die Brüder und den Vater damit beeindrucken zu können. Sie machen sich jedoch über den Erwerb des »Luxusautos« der Schwester nur lustig. Mit abwertenden Bemerkungen lehnen sie es ab, sich auch nur einmal ans Steuer der neuen Errungenschaft zu setzen. Obwohl Daniela seit längerer Zeit ausgezogen ist, hält sie es für ihre Pflicht, ihre Familie jeden Sonntag zum Essen einzuladen, und hofft immer noch, eines Tages Anerkennung oder ein Dankeschön zu erhalten.

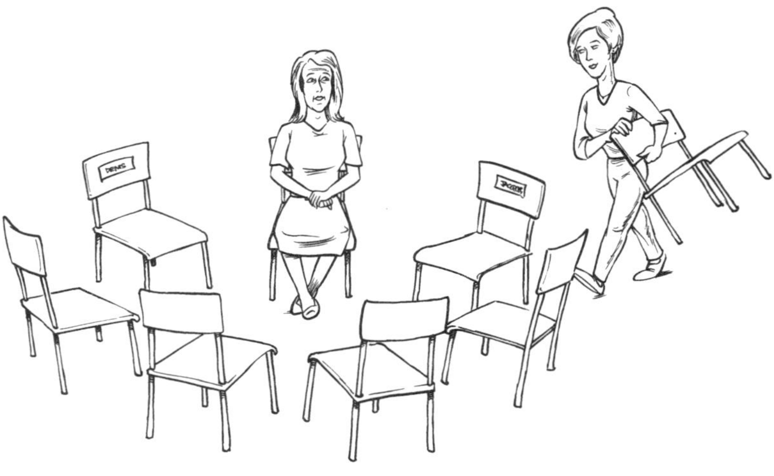

Nach 30 Jahren vergeblicher Mühe und großer Anstrengung kämpft Daniela weiter verbissen um die Anerkennung des Vaters und der Brüder. Ihr Ziel ist es nicht etwa, ihre eigenen Potenziale zu erkennen und auszuschöpfen, sondern ihr geht es in erster Linie darum, ihren männlichen Familienangehörigen zu gefallen. Sie glaubt, dass Abwertung nur durch den Urheber umgewandelt werden kann.

Alle Anstrengungen bleiben erfolglos, und sie kompensiert ihre Wut, indem sie auf dem Wochenmarkt Käse stiehlt. Sie weint abende- und nächtelang wegen der Vergeblichkeit ihrer Bemühungen und steht völlig allein da. Sie klagt über ständige Kopfschmerzen, wird hypochondrisch und versucht, mit Barbituraten ihre körperlichen Symptome, die sie immer wieder an all das erinnern, zu unterdrücken. Ihr unterwürfiges Verhalten in der Familie hat sie inzwischen auf ihr gesamtes soziales Umfeld übertragen. Je mehr sie weint, je mehr sie klaut, je schlechter es ihr geht, je mehr sie ausgebeutet wird, desto mehr glaubt sie, dass ihr Vater sie mit Recht für schlecht hält.

Therapeutin: Wie heißen deine Brüder und dein Vater mit Vornamen?

(Die Klientin nennt einen Namen nach dem anderen. Die Therapeutin schreibt sie jeweils auf einen Zettel und legt sie auf einen Stuhl, auch einen mit dem Vornamen der Mutter darauf. Sie stellt sieben Stühle im Kreis auf, für die Eltern und die fünf Brüder, und bleibt daneben stehen.)

Therapeutin: Daniela, setz dich doch bitte auf diesen Stuhl. Er steht für deinen ältesten Bruder Bernhard. Setzt dich mal an seinen Platz. Sag mir, was müsstest du tun, damit du seine Anerkennung erhältst?

Daniela: Wenn ich einen Job hätte und 150.000 oder 200.000 Euro im Jahr verdiente, dann würde er mich achten.

Therapeutin: *(möchte deutlich machen, dass das Hauptproblem von Daniela darin besteht, dass sie tut, was andere sagen, und nicht das, was sie selbst will)*: Was hast du bisher unternommen, um dieses Ziel zu erreichen?

Daniela: Och! Ich habe schon so viel getan. Ich kann gar nicht mehr zählen, wie oft ich mich um Jobs beworben habe, die 100.000 Euro im Jahr einbringen. Aber all das hat nicht funktioniert! Jetzt besuche ich Vorlesungen an der Uni über Marketing. Da scheint man gut zu verdienen.

Therapeutin: Wie geht es dir auf diesem Stuhl?

Daniela *(denkt nach)*: Als Bernhard fühle ich mich Daniela überlegen, ich fühle mich stärker als sie.

Therapeutin: Fühlst du dich gut dabei?

Daniela: Ja und nein, er ist geschieden und hat keinen Kontakt mehr zu seinen Kindern. Er hat oft Probleme wegen seiner Aggressivität.

Die Therapeutin fährt fort und befragt alle Beteiligten. Die Mutter will, dass die Tochter den Mund hält und sich anpasst, was Daniela immer wieder versucht, auch wenn das Ventil manchmal droht überzufließen. Der Vater wohnt jetzt in einem Wohnheim und verlangt von ihr, dass sie ihn täglich anruft, ihn einmal in der Woche besucht und jeden Sonntagabend zum Essen einlädt. Er erpresst sie mit dem finanziellen Erbe. Einer der Brüder gibt an, er würde sie mehr achten, wenn sie ein schöneres Auto hätte. Sie kratzt alles Geld zusammen und kauft auf Kredit ein neues Auto, das natürlich seinen Vorstellungen nicht entspricht. Am Ende der Runde nimmt die Therapeutin einen neutralen Stuhl und fordert die Klientin auf, darauf Platz zu nehmen.

Therapeutin: Was hältst du von dem Leben von Daniela?
Daniela: Ich glaube, sie ist zerstreut!
Therapeutin: … und wütend … und traurig … und verletzt?
(Daniela kommen die Tränen, als sie begreift, was sie in all den Jahren mit sich machen ließ.)
Therapeutin: Ich glaube, dass in dieser Runde schon immer ein Stuhl fehlte. *(Sie nimmt einen weiteren Stuhl, stellt ihn in den geschlossenen Kreis und gibt ihm den Namen Daniela.)* Hättest du Lust, ihn auszuprobieren?
(Daniela setzt sich traurig und kraftlos auf den neuen Stuhl, sie weint leise vor sich hin.)
Therapeutin *(nach kurzer Zeit)*: Was hältst du von dieser neuen Position?
Daniela *(nach einem Moment des Schweigens)*: Ich habe mich noch nie so erlebt. Ich habe immer versucht, es allen recht zu machen. Nicht nur meinen Brüdern und meinen Eltern, sondern allen anderen auch … Ich habe immer gedacht, der Stuhl von Daniela ist fehlerhaft, inkorrekt, scheußlich und schlimm. Während ich jetzt, wo ich hier sitze und mich entspanne, Ruhe und Wärme spüre.

Die Dramaturgie, die die Therapeutin hier entwickelt hat, kann fortgeführt werden. Sie kann analysiert, verändert und in den drei oder vier nachfolgenden Gesprächen erweitert werden. Alle Aspekte, die den Kern des Problems ausmachen, wurden aufgegriffen, und die nun auftauchenden Emotionen und Gedanken können bearbeitet werden. Die Therapeutin bringt die Klientin dazu, die Beziehung zu jedem Familienmitglied auf neue Weise zu erfahren, sei es, dass sie die Stühle verrückt, Rollenspiele inszeniert oder ihr Informationen über Selbstbehauptung und Kommunikation gibt.

Distanz

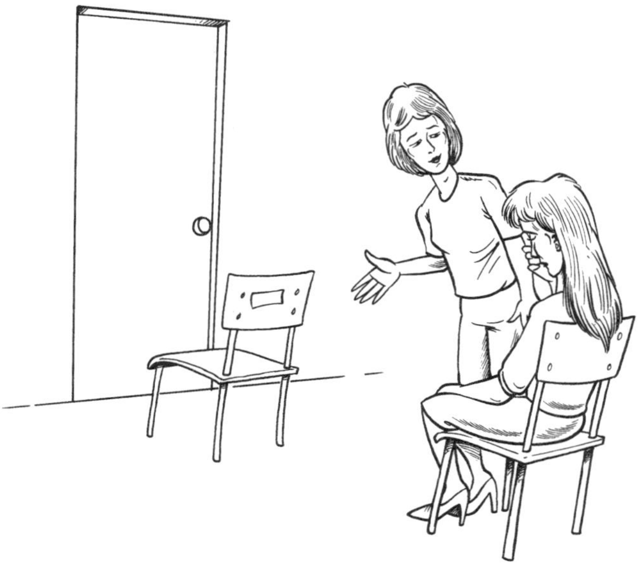

Das Ziel der Impact-Therapie ist es, den Klienten in die Realität zu führen, unabhängig davon, ob diese negativ oder positiv ist. Entscheidend dabei ist, objektiv und realistisch zu sein. Das Problem von Monika entwickelte sich schon vor längerer Zeit. Sie war 6 Jahre alt, als der Vater die Familie verließ. Sie erinnert sich, dass sie ihm hinterher lief und sich an sein Bein klammerte und dass er schrie: »Lass mich in Ruhe, du bist nicht meine Tochter«, obwohl er ihr biologischer Vater ist.

Heute nach 26 Jahren hofft Monika immer noch auf eine Reaktion von ihm. Sie schreibt ihm jede Woche, schickt ihm manchmal Geld und immer wieder kleine Geschenke. Der Vater seinerseits antwortet nicht, bedankt sich nicht und schenkt ihr keinerlei Aufmerksamkeit. Monika hat sein Weggehen nie akzeptiert und investiert weiterhin Zeit und Geld, in der Hoffnung, eines Tages eine Äußerung der Zuneigung vom Vater zu erhalten. Das ist ihr Traum. Wir waren beide der Meinung, dass es besser ist, sich der Realität zu stellen, daher die folgende Dramaturgie.

Therapeutin *(stellt einen Stuhl sehr nah neben die Klientin)*: Monika, ich möchte, dass Sie sich vorstellen, dass dieser Stuhl der Ihres Vaters ist. Er steht gleich neben Ihnen, er hört Ihnen zu, er interessiert sich für Ihr Leben, für Ihre Pläne, für Ihre Arbeit, für Ihr Leben. Er ist hilfreich, zugewandt und ermutigend. Er schenkt Ihnen viele kleine Aufmerksamkeiten und zeigt seine Liebe, indem er regelmäßig anruft und Sie hin und wieder einlädt. *(Die Therapeutin malt das Bild des idealisierten Vaters, den Monika sich so sehr wünscht.)*

(Monika weint aus Schmerz, aus Frustration und Neid, während sie dieser Schilderung folgt, und stellt sich vor, ihr Vater säße neben ihr, gäbe ihr Sicherheit und vorbehaltlose Zuneigung.)

Therapeutin: Das ist der Vater, den Sie gerne gehabt hätten, nicht wahr?

(Monika nickt mit weit geöffneten, träumenden Kinderaugen.)

Therapeutin: Jetzt, Monika, hätte ich gerne, dass Sie mir sagen, wohin der Stuhl des Vaters gestellt werden muss, um die reale heutige Situation in Ihrem Leben wiederzugeben.

Monika *(kehrt plötzlich in die Realität zurück)*: Dorthin, nein, weiter weg, viel weiter weg.

Therapeutin *(folgt den Anweisungen der Klientin und stellt den Stuhl an das äußerste Ende des Raums)*: Sagen Sie nun, Monika, wendet sich der Vater der Tür oder Ihnen zu?

Monika *(mit müder und trauriger Stimme)*: Der Tür!

Therapeutin *(dreht den Stuhl zur Tür)*: Hat er sich Ihnen in den letzten 25 Jahren jemals zugewandt?

(Monika verneint mit einer Kopfbewegung und wischt sich ein paar Tränen ab.)

Therapeutin: Sind Sie ihm näher, wenn Sie ihm Briefe schreiben, wenn er Geld und andere Aufmerksamkeiten von Ihnen bekommt?

(Monikas traurige Reaktion macht deutlich, dass er sie ignoriert, was immer sie auch tut.)

Therapeutin: Würden Sie sagen, dass die kleine Monika glaubt, dass dieser Mann ein guter Vater und sie ein liebes Mädchen ist? *(Sie nimmt einen Kinderstuhl, um die kleine Monika zu symbolisieren.)*

Monika *(beginnt langsam zu verstehen, dass ihre Abhängigkeit vom Vater teilweise aus ihr selbst heraus entstanden ist)*: Ich beginne langsam zu begreifen ...

Therapeutin: Glauben Sie, dass sie Recht hat?

Monika: Nein, nicht nur, weil es seit 25 Jahren nicht funktioniert, sondern ich glaube, dass sich unsere Beziehung im Laufe der

Zeit sogar noch verschlechtert hat, soweit das überhaupt noch möglich war.

Therapeutin *(stellt den kleinen Stuhl zwischen die Klientin und den Vater, um zu verdeutlichen, dass jetzt das Kind die Beziehung kontrolliert)*: Wollen Sie das Kind weiter ermutigen, in diese Beziehung zu investieren?

Monika: Nein, das möchte ich nicht mehr.

Therapeutin: Ja, ich glaube auch, dass sie nicht das bekommen wird, was sie sich wünscht. Wären Sie bereit, selbst diese Rolle an seiner Stelle zu übernehmen? *(Während sie das sagt, dreht sie den kleinen Stuhl herum, in Richtung der Klientin anstatt zum Vater. Ganz plötzlich empfindet Monika eine tiefe Zuneigung zu dem kleinen Mädchen. Sie versteht nun, dass ihre Aufgabe darin besteht, Verantwortung für das Kind zu übernehmen, statt weiter auf den Vater zu hoffen.)*

Kapitel 3
Impact-Techniken mit Bewegung

Wir wissen, dass sich der Mensch an nur 10 % der Vorgänge erinnert, von denen er gehört hat, aber an 70 %, wenn er sie praktisch ausgeführt hat. Obwohl diese Tatsache bekannt ist, berücksichtigen dies nur wenige psychotherapeutische Methoden, die doch eine grundlegende Veränderung des Individuums zum Ziel haben. Vielleicht fehlt es an Inspiration und Ideen? In den folgenden Zeilen wird versucht, Lösungen dafür zu finden.

Kinderstuhl

Wir haben im vorausgegangenen Kapitel einige Einsatzmöglichkeiten des Kinderstuhls beschrieben. Es gibt noch weitere hilfreiche Anwendungen dieser Impact-Technik in Verbindung mit Bewegung.

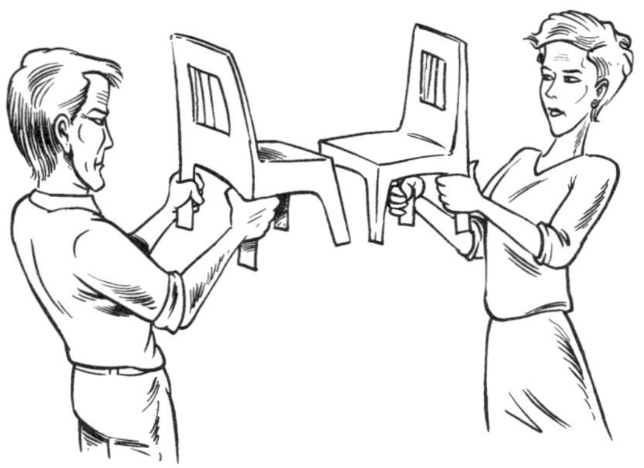

Der Kinderstuhl soll das angepasste Kind verkörpern, also das Kind, das Probleme hat, das Abwehrmechanismen so einsetzt, dass Gleichgewicht und Wohlergehen beeinträchtigt werden. Wegen fehlender Reife löst das angepasste Kind häufig zahlreiche Konflikte in den verschiedenen psychosozialen Feldern aus: in der Familie, bei der Arbeit oder anderswo. Der Kinderstuhl kann hier zum Einsatz gebracht werden, um visuell diesen Teil des Selbst zu repräsentieren.

Beispiel: Ein Paar unter dem Einfluss des angepassten Kindes
Sebastian und Marie haben es quasi zu einem Ritual werden lassen, sich gegenseitig die Schuld für kleine wie für große Schwierigkeiten zuzuschieben. Seit 15 Jahren leben sie zusammen, Disharmonie und Feindseligkeit kennzeichnen ihr Miteinander. Nun suchen sie einen Psychotherapeuten auf, um ihrer Beziehung eine letzte Chance zu geben.

Es ist wichtig, dass die Klienten verstehen lernen, dass die von ihnen im Streit eingesetzten Strategien oft aus der frühen Kindheit stammen, dass sie unwirksam, unreif und überholt sind. Der Therapeut stellt zwei kleine Stühle, die jeweils einen Teil des angepassten Kindes vertreten, vor die Klienten.

Therapeut: Ich möchte, dass Sie sich einmal vorstellen, dass Sie beide als Kinder auf diesen kleinen Stühlen sitzen. *(Wenn der Therapeut nun Fragen über das Aussehen des Kindes, über die Haarfrisur, den Gesichtsausdruck, die Kleidung etc. stellt, entsteht eine tiefe Trance, und beide Klienten nehmen Bezug zu dem jeweiligen Kind, das sie einmal waren.)* Wie war das früher, als Sie klein waren, wie wurde mit Situationen umgegangen, in denen etwas schief lief, oder als Sie als Kind ärgerlich oder wütend auf jemanden waren?

Die beschriebenen Verhaltensweisen sind fast immer identisch mit denjenigen, mit denen die Klienten heute ihre Partnerschaft zerstören. (»Ich schrie«, »Ich schmollte«, »Ich zeigte mich gleichgültig«, »Ich drohte«, »Ich versuchte, mich mit anderen zu verbünden« etc.) Es ist auch möglich, dass sich der eine oder andere hinter einer Pseudoreife versteckt, aber im Grunde besteht kein Zweifel daran, dass es sich um kindliche Manöver handelt.

Durch die Konkretisierung dieser kindlichen Reaktionen (indem der Therapeut die Klienten auffordert, ihren Kinderstuhl vor sich zu stellen) erkennen die Partner, welche Dynamik ihr gemeinsames Leben bestimmt.

Beiden wird klar, dass der größere Teil des Problems aus der Kindheit stammt und weniger durch das Verhalten des Beziehungspartners ausgelöst wird. Wenn man sie nun bittet, sich die Zukunft vorzustellen, das, was sein wird, wenn sie nicht mehr auf diesen Teil ihres Selbst zurückgreifen werden, erfolgt eine unmittelbare Erleichterung und eine erneute Annäherung, dieses Mal von zwei Erwachsenen. *(Der Therapeut stellt die kleinen Stühle zur Seite.)* Dieses Erlebnis leitet grundlegende Veränderungen des Beziehungsalltags ein und ermöglicht potenzielle Quellen zukünftiger Konflikte auszuschalten.

In dieser Übung können vielfältige Botschaften vermittelt werden. Die wichtigste ist jene, die sich auf den therapeutischen Vertrag bezieht. Beide kommen mit dem Anliegen, den jeweils anderen zu verändern. Das Problem ist neu zu definieren. Es ist nicht mehr der Konflikt zwischen Sebastian und Marie, sondern die mangelnde Kontrolle der beiden Erwachsenen in Bezug auf das angepasste Kind in ihnen wird thematisiert. Beide konzentrieren sich auf ihre eigene Entwicklung, statt die Haltung und die Verhaltensweisen des anderen zu fokussieren. Dieser neue Auftrag fördert bei dem Paar eine veränderte Kommunikation und ermöglicht ein umfangreicheres, bereicherndes und praktizierbares therapeutisches Projekt.

Familienmediation

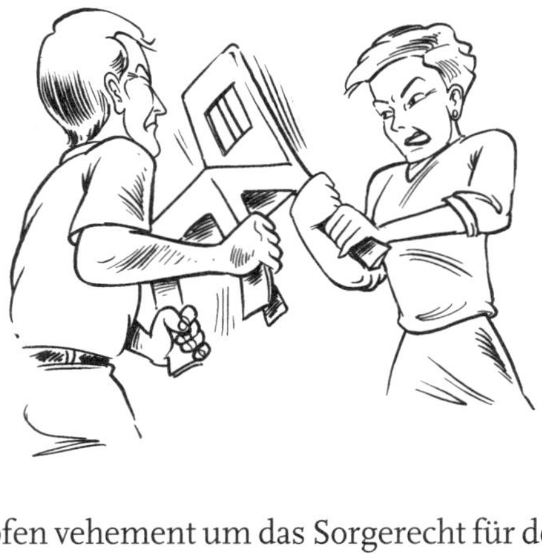

Zwei Partner kämpfen vehement um das Sorgerecht für den 2-jährigen Sohn Frédérik. Um den Prozess zu beschleunigen, stellt der Therapeut einen Kinderstuhl in die Mitte, der Frédérik repräsentiert, und fordert beide Partner auf: »Wer von Ihnen den Sohn am meisten verdient, nimmt den Kinderstuhl!« (Dabei zeigt er auf den Kinderstuhl). Beide stürzen los, greifen heftig nach dem Stuhl und zerstören ihn fast. Sie versuchen, ihn sich gegenseitig aus den Händen zu reißen, bis der Therapeut eingreift: »Wie glauben Sie, fühlt sich Ihr Sohn dabei?«

Durch das Bild des beinahe ruinierten Kinderstuhls wird ihnen klar, wie sehr Frédérik das Opfer ihrer Streitereien ist. Es gelang ihnen in der Folge, ihr Verhalten zu verändern.

Interdependenz

Beispiel: Notwendige Interdependenz in der Paartherapie

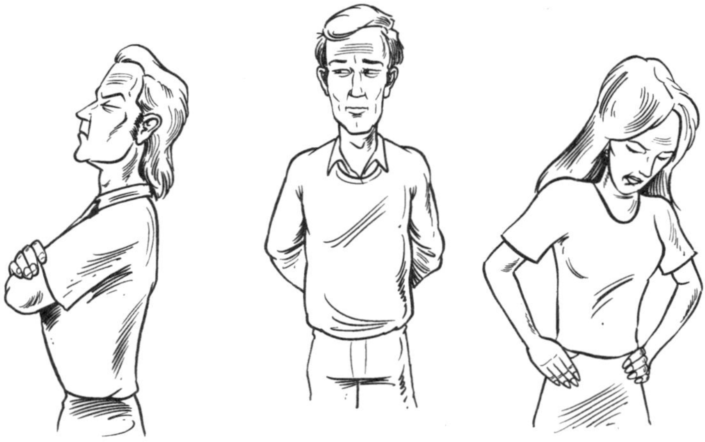

Die folgende Übung kann als Intervention in der Paartherapie verwendet werden. Man fordert das Paar auf, eine Skulptur des jeweils anderen anzufertigen.

Wie würden Sie ein typisches Paar in einer Paartherapie aufstellen? Würden Sie sie nah beieinander, weiter entfernt oder völlig getrennt voneinander aufstellen?

Häufig kommen Beziehungspartner in die Therapie, nachdem sie sich gegenseitig Schlimmes gesagt haben. Sie sind verletzt, aufgewühlt und oft zur Trennung entschlossen. Dann stellen sie die Skulpturen, häufig sehr weit voneinander entfernt auf und lassen sehr viel Abstand zwischen ihnen. Manchmal wird auch deutlich, dass sie sich in entgegengesetzte Richtungen wenden.

Zunächst besteht das Ziel darin, ihnen die Realität bewusst zu machen zwischen dem therapeutischen Ziel (ihrer Beziehung noch eine letzte Chance geben) und dem aktuellen Stand in der Paartherapie. Durch die Arbeit mit der Skulptur ist es für sie leichter, sich dem anderen zuzuwenden und sich darüber klar zu werden, dass sie sich ehrlich bemühen müssen, wenn sie ihre Beziehung retten wollen. Durch die visuelle Repräsentation ihrer Position in Bezug zum anderen und durch die mit dieser Technik verbundenen starken Emotionen wird die Notwendigkeit deutlich, sich Schritt für Schritt wieder einander anzunähern. Der Therapeut kann diesen Prozess entsprechend seiner eigenen therapeutischen Richtung begleiten.

Ich persönlich rege oft an, dass das Paar vier Phasen durchläuft (diese gelten für viele konflikthafte Beziehungen auch zwischen Eltern und Kindern, zwischen Bruder und Schwester, zwischen Arbeitgeber und Arbeitnehmer etc.). Die erste Phase kann Waffenstillstand genannt werden, denn ein Neubeginn ist nicht möglich, wenn weiter Krieg geführt wird. Eine zweite Phase hat das Ziel, die Partner anzuregen, jeder für sich einen Teil der Verantwortung für die Konflikteskalation zu übernehmen. Im Allgemeinen erinnern sie sich an Streitsituationen, in denen jeder versucht hat, durch weitere Argumente den anderen zu überzeugen. Dadurch wird deutlich, dass beide einen Anteil daran haben.

Wenn diese beiden Hürden genommen sind, ist es leichter, Prinzipien der Kommunikation und der Konfliktbewältigung (Problem Solving) einzubringen, bevor die letzte Phase, die der gegenseitigen Beziehungsangebote, der Gesten und Initiativen angegangen wird. Diese Etappe unterscheidet sich von der vorherigen, indem sie über rein verbale Äußerungen hinausgeht.

Unabhängig vom jeweiligen theoretischen Hintergrund ist es immer sinnvoll, bei Beziehungskonflikten die Klienten dazu zu bringen, Schritt für Schritt von einer Phase zur nächsten zu gehen und diese auch zu beschreiben. Auf diese Weise wird deutlich, dass *sie* in Bewegung kommen müssen und, dass *sie* sich weiterentwickeln müssen und dass das niemand an ihrer Stelle tun kann. Der einzige Weg zur Konfliktlösung besteht darin zu lernen, sich selbst anzusehen, statt den anderen zu bewerten. Diese neue Perspektive wird es ihnen ermöglichen, die Situation zu verändern.

Skulptur

Die Arbeit mit Skulpturen wurde durch Virginia Satir (1997) in die Psychologie eingeführt. Moreno (2001) benutzte im Psychodrama gleichartige Techniken und wurde sehr bekannt dadurch. In der Impact-Therapie wird Skulpturarbeit auf ähnliche Weise eingesetzt und durch neue, bisher unbekannte Elemente ergänzt. Die Beschreibung der nun folgenden Fallbeispiele liefert einen umfassenden Überblick über verschiedene Einsatzmöglichkeiten in Diagnostik und Therapie.

Beispiel: Vater und Sohn

Herr Lehmann kommt mit seinem 19-jährigen Sohn Holger zur Konsultation. Wie so oft in Streitsituationen versuchen beide, den Therapeuten von der jeweils eigenen Sicht zu überzeugen und ihm zu vermitteln, dass der andere Unrecht hat und dass er sich ändern muss. Die Skulpturarbeit erweist sich als ein sehr hilfreiches Mittel, beiden die Möglichkeit zu geben, sich entsprechend der eigenen Rolle in der Beziehung aufzustellen. Den Klienten wird deutlich, wie groß die Distanz zwischen ihnen geworden ist. Wenn einer von beiden sich mehr von der Mitte entfernt, dann ist es auch nicht mehr möglich, den Therapeuten zu beschuldigen, er sei parteiisch, denn er kann nun auf die von den Klienten vorgegebenen Fakten verweisen.

Therapeut *(nach einigen Minuten der Diskussion)*: Ich glaube, wir können sehr viel Zeit gewinnen, wenn wir eine kurze Übung machen. *(Der Therapeut erhebt sich und fordert den Sohn auf, ebenfalls aufzustehen. Beide stehen nun in der Mitte des Raumes. Der Vater bleibt sitzen.)* In einer guten Beziehung ist es häufig so, dass sich beide an der Hand halten, weil sie sich beim anderen wohl fühlen. *(In diesem Fallbeispiel übernimmt der Therapeut die Rolle des Vaters und vermeidet, dass sich beide die Hand geben müssen. Die Spannung zwischen ihnen ist viel zu groß. Der Therapeut verdeutlicht dies kurz.)* In Ihrem Fall ist die Situation etwas anders. Sie sind hier in meinem Büro, weil Ihre Beziehung nicht gut ist. Ich möchte Sie nun bitten, sich in Bezug zum anderen aufzustellen. *(Er bedeutet dem Vater durch eine Geste nun auch aufzustehen.)* Machen Sie das so natürlich wie möglich: Auf geht's!

(Der Vater entfernt sich so weit wie möglich von dem Sohn und dreht ihm den Rücken zu. Holger tritt zwei bis drei Schritte zurück und bleibt dem Vater zugewandt.)

Es wird offensichtlich, dass der Vater mehr Schritte unternehmen muss als der Sohn. Er ist weiter entfernt und verschlossener als sein Sohn, während dieser eher bereit ist zu kooperieren.

Es ist schwierig, einem uneinsichtigen Klienten diese Interpretation verbal zu vermitteln. Es kann sogar sein, dass er es abstreitet und den Therapeuten beschuldigt, parteiisch zu sein. Eine solche Reaktion würde die weitere Entwicklung ernsthaft gefährden. Demgegenüber ist die Situationseinschätzung durch die eigene Wahrnehmung viel überzeugender, denn die Betroffenen erfahren es selbst, und es fällt ihnen so leichter, unsere therapeutischen Interpretationen anzunehmen.

Therapeut: Was zeigt diese Übung?

Vater: Ich habe ihm viel gegeben! Ich habe alles für diesen Jungen getan. Heute bin ich so weit gekommen, dass ich überhaupt nicht mehr bereit bin, noch irgendetwas für ihn zu tun. Es bringt sowieso nichts.

Therapeut: Und du, Holger?

Holger: Ich sehe es ganz anders! Wenn er wenigstens bereit wäre, mit mir zu diskutieren, statt völlig dicht zu machen. Ich bin bereit, seine Bedürfnisse zu respektieren, aber ich wünsche mir auch, dass meine gehört werden. Es muss ein Kompromiss gefunden werden.

Therapeut: Es erscheint mir aufgrund Ihrer Darstellung offensichtlich, dass Sie, Herr Lehmann *(Vater)*, sich sehr verletzt fühlen und sehr enttäuscht sind, weil sie vergeblich große Anstrengungen gemacht haben. Aber wenn Sie der Beziehung zu Ihrem Sohn noch eine Chance geben wollen, dann geht es nur, indem sie erneut etwas investieren. Dann werden wir sehen, welche Etappen nach und nach zu bewältigen sind.

Wie auch immer die späteren Reaktionen der Betroffenen sein werden, der Therapeut kann sich jederzeit auf die Skulptur beziehen und darauf basierend seine Diagnose überprüfen, um den Weg zum jeweils eigenen Ziel zu beschreiben, den jeder Einzelne zu gehen hat. Er bleibt in der Neutralität/Allparteilichkeit, auch wenn er gegenüber einem von beiden fordernd auftritt.

Garderobenständer

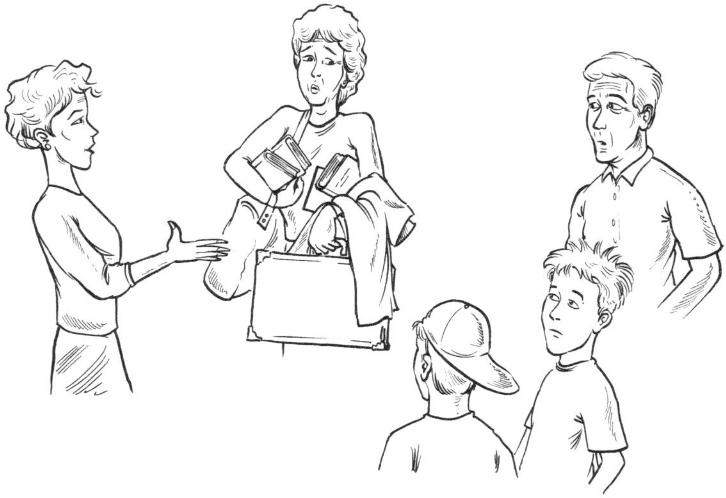

Unsere Vorfahren, vor allem unsere Mütter, mussten hart und unablässig arbeiten, um ihre großen Familien zu versorgen. Seitdem hat sich viel geändert, aber die Frauen haben heute immer noch viel zu tun: Sie sind beruflich und gleichzeitig zu Hause im Einsatz. Oft sind die Anforderungen übermäßig, und manchmal schleppt die Mutter ihre Lieben zur Therapie, in der Hoffnung, dass sie sie danach mehr respektieren. Seltsamerweise wird dabei oft deutlich, dass die Mutter zu der von ihr beklagten Situation selbst beiträgt! In dem nun folgenden Fallbeispiel spitzte sich das Problem derart zu, dass Kinder und Ehemann sich nicht mehr trauten, nach Hause zu kommen, aus Angst vor den Beschuldigungen und dem Lamentieren von Annemarie.

Therapeutin *(wendet sich an die Kinder und den Ehemann)*: Ich möchte Ihnen eine Übung vorschlagen, die Ihnen die Unzufriedenheit zu Hause besser verständlich macht. Ich möchte, dass jeder von Ihnen in diesem Raum drei oder vier Objekte auswählt, die symbolisieren sollen, was jeder von Ihnen allwöchentlich von Annemarie erwartet. Und Sie, Annemarie, möchte ich bitten, ein paar Gegenstände zu suchen, die Ihre liebste Freizeitbeschäftigung verkörpern oder das, was Sie gerne machen würden. *(Alle beginnen zu suchen und den anderen zu erklären, wofür welches Objekt steht.)*

Jetzt werde ich bis drei zählen und werde Sie bitten, dass Sie alle gleichzeitig Annemarie die Gegenstände geben, die Sie ausgewählt haben, und dabei verbal ausdrücken, was Sie im Alltag von ihr erwarten.

(Der Vater und die drei Kinder gehen alle zusammen auf die Mutter zu, der eine eiliger, der andere langsamer. Einer bittet, der andere fordert, und ein Dritter verhandelt. Jeder macht es auf die ihm eigene Weise, um zu bekommen, was er möchte. Annemarie geht sehr auf sie ein, aber nicht ohne dabei zu klagen. Nach einer gewissen Zeit steht sie da mit all den Gegenständen und versucht mühsam, sie festzuhalten, damit sie nicht herunterfallen.)

Das Bild vom Garderobenständer ist hier wirklich zutreffend, und die Schwere und Schwierigkeit der Aufgaben werden überdeutlich. Alle versuchen, ihr zu helfen, aber die Therapeutin unterbricht sie.

Therapeutin: Ich möchte Sie zunächst fragen, was entnehmen Sie dieser Übung?
Das älteste Kind: Ich dachte immer, dass die zwei oder drei kleinen Aufgaben nicht so viel ausmachen, aber ich sehe jetzt, dass alle anderen mit ähnlichen kleinen oder großen Anliegen kommen, und Mama muss sich um alle kümmern.
Ein weiteres Kind: Ich verstehe jetzt, warum sie immer jammert!
Der Ehemann: Kann man ihr denn etwas abnehmen?
Therapeutin: Es kommt darauf an, was Sie ihr abnehmen wollen.
Der Ehemann *(begreift jetzt, dass es nicht nur ein Spiel ist und dass auch er im Alltag etwas übernehmen soll, wozu er hier im Spiel bereit ist)*: Ich kann nicht stopfen und flicken, aber ich könnte mir mein Mittagessen selbst machen. *(Er versucht erneut, seiner Frau etwas abzunehmen, aber die Therapeutin geht dazwischen.)*
Therapeutin: Sind Sie sicher, dass Sie es dann auch ganz übernehmen werden? Es bedeutet, dass Sie von jetzt an jeden Abend einen Teil Ihrer Freizeit opfern müssen, um Essen zu machen. Ist Ihnen das klar?

(Die Therapeutin übergibt einem Kind nach dem anderen einige Aufgaben und nimmt der Mutter die entsprechenden Gegenstände ab. Sie fühlt sich nach und nach entlastet und spürt zugleich ihre eigene Rolle und Verantwortung.)

Mutter: Nein, die Wäsche und das Abendessen kann ich machen. Das macht mir nichts aus.

(Sie hatte bereits protestiert, die Einkäufe, die Haushaltskasse und die Vorbereitung der Geburtstage abzugeben.)

Therapeutin: Annemarie, Ich möchte Sie darauf hinweisen, dass schon viele Hilfsangebote gemacht wurden, aber Sie haben sie abgelehnt. Könnte es sein, dass ihre Reaktion das Problem der Familie noch verstärkt?

Mutter *(akzeptiert ihren Anteil)*: Ihr habt Recht, das sehe ich auch so!

Das Bild vom Garderobenständer beschreibt sehr gut die Situation vieler Mütter, Sekretärinnen und sogar einiger TherapeutInnen.

Kontinuum

Ein Kontinuum, damit ist ein zu bewältigender Weg oder eine Straße gemeint und ist sowohl in der Einzeltherapie als auch in der Paar- und Familientherapie sehr zielführend. Die Ausführung dauert nur wenige Sekunden, und die sich daraus ergebenden Informationen können in der gesamten Therapie genutzt werden.

Beispiel 1: Der unkonzentrierte Klient

Manchmal führen die ersten Gespräche nicht weiter. Der Klient springt von einem unerheblichen Detail der letzten Woche zum anderen und bringt seinen Therapeuten völlig aus dem Konzept. Die Stunde geht vorbei, und die problematische Situation bleibt unverändert. Ich übertreibe? Kompliment, wenn Sie eine solch irritierende Erfahrung noch nicht gemacht haben!

Dennoch erscheint es mir wichtig, über eine wirksame Intervention zu verfügen, mit der wir einen gesprächigen Klienten möglichst schon in den ersten Minuten nach der Begrüßung auf einen guten Weg bringen können. Eine wirksame Übung besteht darin, den Klienten mit dem Rücken am äußersten Ende des Raumes an die Wand zu stellen. *(Es geht auch, wenn das Büro sehr klein ist.)*

Therapeut: Günther, dort, wo Sie jetzt stehen, ist der Anfangspunkt der Therapie. Die Wand gegenüber verkörpert das Erreichen Ihres Ziels. Zeigen Sie mir bitte, wo Sie jetzt stehen.

Diese einfache Übung führt den Klienten dazu, sich erneut an die Motive zu erinnern, die ihn veranlasst haben, in die Therapie zu kommen. Er kann in der Folge aufgrund des zurückgelegten Weges seine Fortschritte wahrnehmen. Der Therapeut fordert den Klienten auf, seine Fortschritte darzustellen, so kann er sie absichern und ihn den nächsten Schritt beschreiben lassen. Und schon sind wir beim nächsten Punkt der Tagesordnung!

Beispiel 2: Der stagnierende Klient

Wenn der Therapieverlauf stagniert, kann er wie oben beschrieben effektiver gestaltet werden. Man bittet den Klienten, den Weg zu beschreiben, den er bisher in der Therapie bereits gegangen ist und seit wann er sich auf dem gleichen Entwicklungsstand befindet.

Hubert: Das ist eine gute Frage! *(Er denkt nach.)* Ich würde sagen, seit drei Wochen.

Therapeut: Der Meinung bin ich auch. Hast du auch den Eindruck, dass du seit drei Wochen so durch die Gegend läufst *(geht an die Stelle, an der der Klient steht, und schwankt ein wenig nach rechts und links)* ohne fortzukommen und ohne zurückzugehen, und dabei über alles Mögliche sprichst?

Hubert: Ja, das stimmt!

Therapeut: Hubert, hast du auch gemerkt, dass sich unsere Beziehung seit circa drei Wochen verschlechtert hat?

Hubert *(geniert sich, es zuzugeben)*: Ja, ja!

Therapeut: Das irritiert mich. Wir hatten eine gute Beziehung und jetzt? Ich glaube, es könnte daran liegen, dass ich versuche, dich nach vorne zu ziehen, um das zu erreichen, was wir am Anfang vereinbart haben: Du willst die Beziehung zu deinem Vater besser verstehen. Und du lockst mich von einem Thema zum nächsten und erzählst Geschichten! Könnte das der Grund für die Gereiztheit zwischen uns sein?

Hubert *(scheint dieser Erklärung zuzustimmen)*: Das könnte so sein.

Therapeut: So, und was machen wir nun? Ziehst du es vor, den anfänglichen Therapievertrag neu auszuhandeln, oder willst du, dass wir weitermachen?

Hubert *(enthusiastisch)*: Ich möchte, dass wir das tun, was wir zu Anfang vereinbart haben.

Beispiel 3: Beendigung des Therapieprozesses

Die Beziehung, die zwischen einem Klienten und einem Therapeuten entsteht, ähnelt manchmal einem Kindergarten, einem kuscheligen Ort, den man nur ungern verlässt. Das Kontinuum hat mir oft geholfen, den Abschluss zu finden. Wie in dem zuvor genannten Fallbeispiel wird der Klient aufgefordert, sich auf die Position zu stellen, an der er sich selbst im Prozess einschätzt. Wenn er sich an das Ende der Strecke positioniert, bleibt dieses Bild in seinem Gedächtnis haften, und es reift bis zur nächsten Stunde weiter (die sich dann häufig als die letzte erweist).

Eines Tages sagte mir ein Klient: »Ich stehe hier ... *(Es fehlt nur noch ein Schritt bis zum Ende der Strecke.)* ... aber meine Haltung ist so!« *(Er dreht sich in Richtung der Ausgangsposition um.)* Daraus ergab sich eine sehr interessante Diskussion.

Beispiel 4: Entscheiden können

Diese Technik ist immer dann von Vorteil, wenn eine Entscheidung ansteht: Soll das Kind ins Heim oder zu Hause bleiben? Soll das Paar sich trennen oder zusammenbleiben? etc. Jede Wand im Raum wird genutzt und verkörpert eine der Optionen. Es gibt vier Richtungen, der Klient beginnt in der Mitte des Raumes und bestimmt seine Position zu Beginn der Therapie. Wir können ihn auch bitten zu zeigen, in welche Richtung er gehen möchte. Das Experimentieren mit den verschiedenen Richtungen und Positionen führt zu wertvollen inhaltlichen Aspekten.

Bei der Berufsberatung können die vier Wände z. B. unterschiedliche Optionen der Berufswahl verkörpern. Über die genauere Einschätzung der verschiedenen Optionen und der vielfältigen Entwicklungswege kann sehr viel Zeit gespart werden. Diese Technik liefert eine visuelle Repräsentation (Ein Bild ist wertvoller als tausend Worte!) und veranlasst den Klienten, beim Thema zu bleiben und bedeutsame Zusatzinformationen zu geben.

Beispiel 5: Evaluation des Berufslebens

Um einen Blick auf Ihr Berufsleben zu werfen, kann jeder sich einmal mit dem Rücken an eine Wand stellen. Wenn Sie möchten, können Sie diese Übung jetzt sofort durchführen. Die gegenüberliegende Wand verkörpert das Erreichen Ihres Ziels, und die Wand hinter Ihnen symbolisiert den Beginn Ihrer Karriere. Jetzt bitte ich Sie, sich auf dieser Zeitlinie vorwärts zu bewegen und so genau wie möglich Ihre jetzige Situation zu beschreiben. Wenn Sie bei einer bestimmten Position angekommen sind, dann gehen Sie doch bitte noch einen Schritt weiter und stellen Sie sich dabei die Frage, worin er bestehen könnte, damit Sie Ihrem berufichen Ziel näher kommen? Wann werden Sie ihn tun? Wie werden Sie sich dann fühlen? Nehmen Sie die Körperhaltung ein, die Sie einnehmen werden, wenn Sie diesen Schritt vollzogen haben.

Bestimmte Personen haben spontan das Bedürfnis, ihre Ausgangssituation zu verändern (dies gilt auch für die vorausgegangenen Beispiele). Ich erinnere mich an eine Frau, die seit 18 Jahren Schulsekretärin war und dann den Entschluss fasste, eine Umschulung zur Sozialarbeiterin zu machen. Ohne zu zögern zeichnete sie gleich zwei »Kontinua« auf. Das erste war beendet, während das zweite gerade begonnen hatte. Sie bereicherte die Übung durch diese Idee.

Beispiel 6: Schulisch ausklinken

Manchmal stehen Klienten an einer Wegkreuzung, und Jugendliche befinden sich häufig in einer Sackgasse. Dann ist es hilfreich, wenn es uns gelingt, ihre Realität zu konkretisieren.

Therapeut: Judith, ich möchte dich bitten, dass du dich einmal hier in die Mitte des Raumes setzt. Es gibt verschiedene Möglichkeiten. Sagen wir, eine davon *(weist in eine Richtung)* besteht darin, die Schule zu verlassen, und eine andere *(zeigt in die entgegensetzte Richtung)*, weiter zur Schule zu gehen. Wenn du dich jetzt für die eine Möglichkeit entscheidest, wo wird sie dich hinführen, was glaubst du?

Judith: Ich weiß es nicht. Ich weiß nur, dass ich Schluss machen will mit Unterricht, mit Hausaufgaben und mit Lehrern!

Therapeut: Und wohin wird es dich führen? Müssen wir uns diese Frage nicht stellen? Es ist doch wichtig, dass deine Entscheidung deine jetzige Situation nicht verschlimmert, sondern verbessert, nicht wahr?

Judith: Das kann überhaupt nicht schlimmer werden als jetzt.

Therapeut: Es mag ja sein, dass die Schritte in Richtung Schulabgang dir im Moment akzeptabler erscheinen als die in die andere Richtung. Aber was ist, wenn du dir die Situation in der Mitte oder auch die am Ende des Weges anschaust?

Judith: Das möchte ich im Moment lieber nicht sehen.

Therapeut *(zieht eine Sonnenbrille mit undurchsichtigen Gläsern hervor und fordert Judith auf, sie aufzusetzen und auf ihrem Weg weiterzugehen)*: Im Grunde ist es ja das, was du sagst. Du möchtest lieber nicht sehen, wohin es dich führt.

Judith *(bleibt stehen)*: Ja, ja! Ich weiß, es ist nicht toll!

Therapeut: Und wenn du jetzt zur anderen Seite schaust, glaubst du, dass dich das weiterbringt?

Judith: Die Schule kotzt mich an!

Therapeut: Ah! Du siehst, die Situation kehrt sich um im Vergleich zu vorher. Jetzt schreckt dich die eine Seite ab, aber wenn du weiter schaust, was siehst du da?

Judith: Ich weiß es nicht. Wenn es mir doch gelänge, diesen letzten kleinen Abschnitt noch zu überwinden!

Therapeut: Wenn du willst und wenn du dich für den letzten Teil dieser Seite *(weiter zur Schule zu gehen)* interessieren könntest, gäbe es viele Möglichkeiten, dir zu helfen und dich zu unterstützen, damit du diese Herausforderung bestehen kannst!

Es können dieser Übung weitere Variationen dieses Bewegungstyps hinzugefügt werden, um sie zu intensivieren. Lassen Sie Ihrer Imagination freien Lauf!

Verweigerung der Zusammenarbeit

Das nachfolgende Fallbeispiel bezieht sich auf einen 14-jährigen Jungen, der die Hilfe eines professionellen Therapeuten nicht annehmen will. Noch in der dritten Stunde verweigert er jede therapeutische Vereinbarung. Er scheint fest entschlossen, die Haltung der »hermetischen« Freundlichkeit beizubehalten. Es sieht so aus, als wolle er sich an seiner Mutter rächen, die dafür wöchentlich 80 Euro »verschwendet«.

Therapeut: Alexander, heute wird unser Gespräch nur fünf Minuten dauern, und es wird kostenlos sein. *(Der Klient reagiert überrascht.)* Wir haben uns bisher dreimal gesehen, bei jedem Gespräch habe ich dir etwas angeboten. *(Der Therapeut sitzt neben dem Jugendlichen und macht seine Aussage visuell deutlich, indem er ihm seine Hände entgegenstreckt.)* Ich habe dir meine Unterstützung angeboten, damit du deine zunehmend schlechten Schulnoten verbessern kannst. Du hast die Hilfe nicht nur abgelehnt, du hast sie ausgeschlagen. *(Er streckt ihm die Hände entgegen und fordert ihn auf, darauf zu schlagen. Hält die Hände weiter hin, um zu zeigen, dass er, trotz des Ausschlagens, sein Angebot aufrechterhielt).* Dann habe ich dir Hilfe angeboten für dein Stottern. Auch das hast du abgelehnt. *(Mit einer Geste fordert der Therapeut den Klienten erneut auf, auf seine Hände zu schlagen, und zählt alle vergeblichen Angebote auf. Jedes Mal veranlasst er Alexander, auf seine Hände zu schlagen, um deutlich zu machen, wie sehr er selbst zu seinem emotionalen Stillstand beiträgt.)*

Alexander: Hey ... Mann ... nimm es nicht persönlich!

Therapeut: Ich fühle mich nicht persönlich betroffen, Alexander. Aber nach unseren Gesprächen hatte ich den Eindruck, dass dein Leben auf einer Skala von 0 bis 10 zurzeit bei ungefähr 2/10 stattfindet. Deine Schulnoten sinken immer weiter ab. Du hast keine Freunde. Du verbringst deine Abende allein in deinem Zimmer. Dein Stottern und deine Akne werden von Tag zu Tag nicht besser. Du lebst mit Wut und Groll in dir, die du kaum kontrollieren kannst. Ich glaube, dass du Hilfe brauchst und dass du das Angebot hier sehr gut nutzen könntest, damit es dir besser geht. Ich möchte es jetzt so stehen lassen, Alexander, und wenn du dich entschließt, eine kleine Hilfestellung anzunehmen, dann bin ich für dich da. *(Der Therapeut hält ihm wieder seine Hände hin.)* Aber dann möchte ich, dass du selbst Kontakt mit mir aufnimmst, nicht deine Mutter.

Der Klient ist überrascht über diese Intervention. Nach fünf Monaten ruft er wieder an und ist bereit, Hilfe anzunehmen.

Ich glaube, dass viele Klienten Therapien fortführen, obwohl sie nichts davon haben. Oder schlimmer noch, sie verkünden lauthals, dass sie ein Jahr lang in eine Therapie gegangen sind und dass es ihnen nichts gebracht hat. Die Aufgabe des zukünftigen Therapeuten ist dann doppelt schwierig. Er muss den Klienten überzeugen, dass es noch Hoffnung gibt und die Schwierigkeiten zu bewältigen sind.

Ich würde mir wünschen, diese Technik eines Tages auch in der Therapie mit alten Menschen einsetzen zu können, die gegen ihren Willen in Heimen untergebracht sind, die ihr Zimmer nicht mehr verlassen und keinen Kontakt aufnehmen, womit sie sich ein freudloses Leben bereiten. So wie Alexander verweigern sie die Hilfe, die ihnen angeboten wird. Vielleicht können diese Interventionstechniken bei ihnen zu der Einsicht beitragen, dass sie zu einem gewissen Teil ihre Hoffnungslosigkeit selbst erzeugen.

Ecke

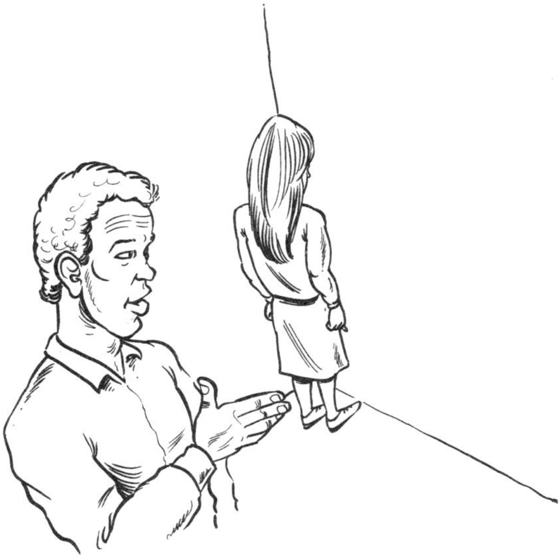

Diese Technik ist besonders geeignet bei Depressionen und drohendem Selbstmord. Bei beiden Diagnosen besteht eine große Distanz zu den eigenen Bedürfnissen, zu den eigenen Zielvorstellungen und dem eigenen Selbst. Das nachfolgende Fallbeispiel bezieht sich auf eine selbstmordgefährdete Klientin.

Therapeut *(ist davon überzeugt, dass durch eine Impact-Intervention eine Einweisung in die Psychiatrie vermieden werden kann)*: Hilde, bitte stell dich aufrecht in eine Ecke in diesem Raum!

(Hilde geht auf die Aufforderung des Therapeuten ein und stellt sich mit dem Gesicht zur Wand in eine Ecke des Raumes.)

Therapeut: Jetzt möchte ich, dass du dich umdrehst, mit dem Gesicht zur gegenüberliegenden Wand bitte. Nun möchte ich, dass du auf sie zugehst, so weit wie möglich.

(Hilde geht so lange auf die Wand zu, bis sie mit ihren Füßen und ihrem Kopf spürt, dass es nicht weitergeht, und sie an die Wand stößt.)

Therapeut: Wie geht es dir da in der Ecke, Hilde?

Hilde *(spürt einige Sekunden nach)*: Ich fühle mich sehr allein. Mir fehlt Sauerstoff ... Ich habe Kopfschmerzen ... und es ist dunkel ... und ich bin traurig, ich spüre, dass ich, auch wenn ich mich sehr anstrenge weiterzugehen, es nie schaffen werde ... *(Sie wird immer aufmerksamer für das, was in ihr geschieht.)*

Therapeut: Ist es das, was du zurzeit in deinem Alltagsleben empfindest?

Hilde *(niedergeschlagen)*: Ja ... sehr sogar.

Therapeut: Ja, ich glaube, das ist es genau, was zurzeit mit dir passiert. Schon seit langem gehst du einen Weg, der dich in eine Sackgasse führt. Du glaubst, nicht sagen zu können, was du denkst, und hörst nicht auf deine Bedürfnisse und äußerst deine Meinung nicht. Du hörst auf andere, statt auf dich selbst. Hilde, jeder, der diese Richtung einschlägt, landet da, wo du jetzt bist. Ich weiß nicht, wer dir dieses Rezept gegeben hat, aber es führt dich mit Sicherheit nicht dorthin, wo du hin möchtest. Hast du eine Idee, wie du da herauskommen kannst?

Hilde: Das weiß ich nicht ... aber wenn ich zwischen meine Füße nach hinten schaue, dann sollte man meinen, da ist ein wenig Licht!

Therapeut: Genau, das ist die Richtung, die ich dir gerade vorschlagen wollte: 180 Grad in die andere Richtung. In anderen Worten: Fang an, deine Gedanken auszudrücken, deine Bedürfnisse und deine Vorstellungen wahrzunehmen und zu respektieren, und traue deinen eigenen Zielen. Dreh dich einfach um in meine Richtung! *(Die Klientin dreht sich ein wenig herum.)* Wie geht es dir jetzt, in dieser Position?

Hilde: Schon besser, mehr Sauerstoff, ich atme besser. Ich sehe Licht, fühle mich nicht mehr so gefangen.

Therapeut: Dreh dich noch ein wenig mehr. Wie ist es jetzt?

Hilde: Das ist komisch. Eine gewisse Erleichterung ist eingetreten. Ich habe den Eindruck, das Leben neu zu entdecken wie ein Kind!

Therapeut: Geh noch einen Schritt weiter.

Hilde *(folgt der Aufforderung des Therapeuten)*: Das macht mir Angst.

Therapeut: Willkommen im Club! Es ist völlig normal, Angst zu haben, wenn man etwas Neues ausprobiert, vor allem, wenn es darum geht zu sagen, was man denkt und fühlt. Verstehst du nun, dass es der einzige Weg ist, da herauszukommen?

Durch diese Übung versteht die Klientin, dass es eine Alternative zum Selbstmord gibt. Es führt sie dazu, wieder die Hauptdarstellerin in ihrem Leben zu werden, und sie erkennt, dass sie die Macht hat, ihre Situation radikal zu verändern. Diese Übung führt nicht allein zu einer Erklärung für das Entstehen des Problems, sondern bietet zudem eine Lösung.

Veränderung in der Therapie

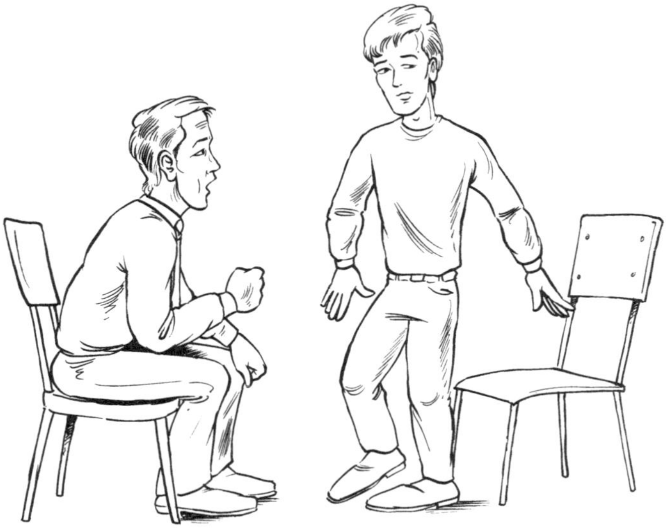

Seltsamerweise glauben manche Klienten, dass die einfache Tatsache, sich einmal in der Woche eine Stunde lang in die Praxis eines »Psycho-Klempners« zu begeben, automatisch ihr Leben verändere. Sie gehen zudem davon aus, dass dieser Wandel von alleine geschieht. Nicht alle machen sich klar, dass sie selbst aktiv werden müssen, wenn sie in ihrem Leben glücklicher werden wollen. Wenn eine solche Haltung zu vermuten ist, genügt es nicht, darauf zu hoffen, dass der Klient es von allein erkennt.

Therapeut: Herbert, lassen Sie mich etwas erklären. Sehen Sie diesen Stuhl? Er verkörpert all das, was Sie so unglücklich macht. Und dieser zweite Stuhl *(zeigt auf einen im Raum weit entfernt stehenden Stuhl)* verkörpert das, was Sie erreichen möchten, d. h. ein zufriedenes und friedliches Leben. Ich bitte Sie nun, sich auf den ersten Stuhl zu setzen ... *(Der Klient folgt der Aufforderung.)* ... und mir zu sagen, welchen Weg Sie bisher zurückgelegt haben und wo Sie sich zurzeit befinden, um an Ihr Ziel zu gelangen. *(Der Therapeut zeigt auf den zweiten Stuhl.)*

Herbert *(hält die Frage für durchaus angebracht, muss sich aber eingestehen, dass er nicht viel weitergekommen ist)*: Ich glaube, ich bin noch hier.

Therapeut: Das glaube ich auch. Wie erklären Sie es sich?

Herbert: Na ja, ich habe die Veränderung noch nicht gespürt.

Therapeut: Ihrer Meinung nach, wie glauben Sie, könnte es Ihnen gelingen, zu dem anderen Stuhl zu gelangen?

Herbert *(denkt nach)*: Wenn ich meine Vergangenheit aufarbeite?

Therapeut: Ja, hier liegt das Problem. Ich glaube, Herbert, dass die einzige Möglichkeit, Ihr Ziel zu erreichen, darin besteht, im wörtlichen Sinn aufzustehen. *(Er ermutigt den Klienten aufzustehen.)* Es würde bedeuten, dass Sie bereit sind, Ihre Verhaltensweisen und Reaktionen zu ändern, um ein zufriedeneres Leben zu führen. Es wird notwendig sein, einige Schritte nach vorne zu tun, dass Sie konkret beginnen, mit Situationen und mit Menschen anders umzugehen. Es kann sein, dass dies zeitweise für Sie sehr beunruhigend ist, aber leider ist das so. Ich sehe keine andere Möglichkeit, dorthin zu gelangen. Nun können Sie sich in aller Ruhe auf den anderen Stuhl setzen und die Vorteile der neuen Sichtweise genießen. *(Der Klient folgt den Anweisungen des Therapeuten.)* Ich könnte dabei so etwas wie ein Bergführer sein, der Ihnen eine Hand reicht, falls Sie ins Straucheln kommen.

Herbert: Mir wird klar, dass ich das bisher noch nicht so verstanden hatte. Ich spüre schon jetzt, dass ich heute mit mehr Anregungen weggehe als bei den vorherigen Sitzungen. Ich weiß nun besser, worum es geht.

Die Maslow'sche Hierarchie

Viele Klienten können in die Maslow'sche Bedürfnishierarchie eingeordnet werden. Diese Theorie besagt, dass die Entwicklung der Persönlichkeit durch die progressive Befriedigung einer Rangreihe der folgenden zentralen Bedürfnisse erfolgt:

✓ Physiologische Bedürfnisse (Durst, Hunger, Schlaf, Ausscheidung, Sexualität etc.).
✓ Bedürfnis nach Sicherheit (körperlicher Schutz).
✓ Bedürfnis nach Liebe und sozialen Kontakten (Zugehörigkeit, Unterstützung).
✓ Bedürfnis nach Anerkennung (Erfolg, Wertschätzung, Status).
✓ Bedürfnis nach Selbsterneuerung (persönliche Entwicklung, Selbstverwirklichung).

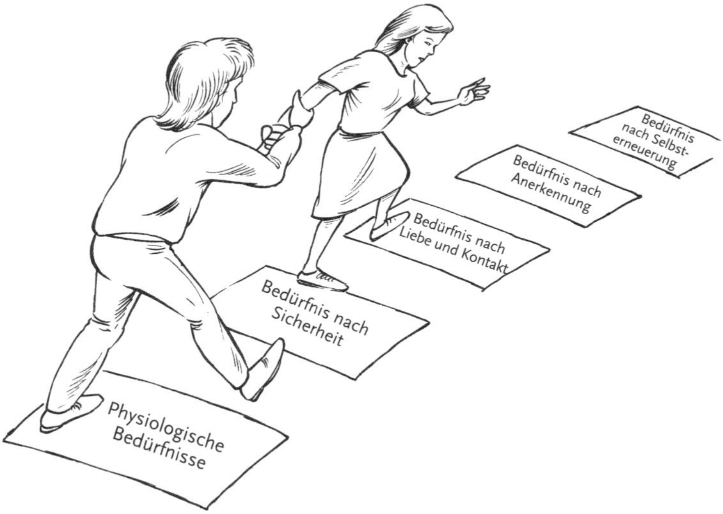

Nach dieser Theorie müssen zunächst die unteren Bedürfnisse erfüllt sein, bevor man zu den nächst höheren gelangen kann. Oft sind Menschen auf den verschiedenen Bedürfnisebenen blockiert, z. B. auf der Ebene der Liebe und Zugehörigkeit, dann schaffen sie es nicht, zu den Ebenen der Wertschätzung und Selbstverwirklichung zu gelangen. *(Den Lesern, die mit dieser Theorie nicht vertraut sind, wird dringend empfohlen, sich mit der entsprechenden Literatur zu beschäftigen, bevor sie diese Übung anwenden, siehe Maslow 2002.)*

Im klinischen Rahmen setzen wir diese Theorie wie folgt ein. Die fünf Ebenen werden jeweils auf ein gesondertes Blatt Papier geschrieben. Diese Blätter werden dann im fußbreiten Abstand in einer geraden Linie auf den Boden gelegt. Der Klient erhält eine kurze Erklärung, worin die einzelnen Etappen bestehen und wird aufgefordert, sich an den Platz zu stellen, an dem er sich nach dieser Rangreihe in einer bestimmten Phase seines Lebens befunden hat.

Therapeut: Ich bitte Sie, sich in dieser Rangreihe einzustufen und zu zeigen, wo Sie vor drei Jahren gestanden haben.
Klientin: Vor drei Jahren stand ich hier in Bezug auf meine Bedürfnisse nach Liebe und Anerkennung. Ich machte vieles für andere, nur um geliebt und akzeptiert zu werden.
Therapeut: Und heute?
Klientin *(denkt nach)*: Ich glaube, ich bin immer noch hier, aber mit einem Fuß schon etwas weiter in Richtung Selbstverwirklichung. Ich möchte mein Studium fortsetzen, habe mich aber immer noch nicht voll dafür eingesetzt, weil mein Mann sagt, er verstehe mich nicht mehr; wir glauben beide, wenn ich mich zu weit von ihm entferne, dann könnte die Beziehung auseinander gehen!
Therapeut: Können Sie mir sagen, wo Ihr Mann in dieser Rangreihe steht?
Klientin: Ich vermute, dass er beim Bedürfnis nach Sicherheit steht. Er ist wegen der Rente sehr verängstigt. Ich meine aber, dass wir uns keine finanziellen Sorgen machen müssen. Aber er will jetzt so viel wie möglich sparen und unsere laufenden Kosten maximal reduzieren. Deshalb soll ich nicht mehr studieren.
Therapeut: Wo steht die Paardynamik in dieser Hierarchie?
Klientin: Ich glaube, ich sehe jetzt klarer. Es scheint mir, dass er mein Bedürfnis nach Selbstverwirklichung und danach, meine Ressourcen einzusetzen, überhaupt nicht versteht. Er hätte es lieber, dass ich zurück auf die Ebene der Sicherheit gehe und dass ich dort bleibe *(bedeutungsschweres Schweigen und Nachdenken)*, aber ich will nicht zurück. Ich möchte weiter nach vorne und fürchte, dass er sich entscheiden muss, entweder mir zu folgen oder vor seinem Bankkonto sitzen zu bleiben.

Diese Übung ermöglicht es der Klientin, ein neues Verständnis ihrer Situation zu entwickeln und ihre Bedürfnisse zu erkennen.

Hindernisse

Oft machen die Klienten nicht die gewünschten Fortschritte, weil es zu große Hindernisse gibt. Dann kann es sich als sehr sinnvoll erweisen, ein Bild von der erwünschten Situation zu entwickeln. Die dabei verwendeten Objekte (Stühle, Lampen, Tische, Mülleimer etc.) konkretisieren die Hürden, die sich auf dem Weg dorthin befinden.

Therapeut: Bernd, dies sind also die Ziele, die Sie erreichen wollen. *(Er hat die Ziele auf weiße Zettel geschrieben und sie an der Wand befestigt.)* Ich werde nun einige Gegenstände zwischen Sie und Ihre Ziele stellen. Wir werden dann gemeinsam zu erkennen versuchen, worin diese Hindernisse bestehen, und herausarbeiten, wie diese Hindernisse beseitigt, umgangen oder überwunden werden können.

Diese Dramaturgie führt den Klienten dazu, sich seinem Problem zu stellen und konzentriert an diesem Thema zu arbeiten. Der Therapeut nimmt während des gesamten Prozesses in den nachfolgenden Gesprächen immer wieder Bezug auf diese Bilder.

Ein Kräfteverhältnis klären

Ich bin fest davon überzeugt, dass die konkrete Darstellung der Klientensituation es dem Klienten wie auch dem Therapeuten ermöglicht neue bedeutsame Informationen zu bekommen. Ein Therapeut war entmutigt, weil es ihm nicht gelang, einen Klienten zu weiteren Fortschritten zu verhelfen. Der 19-Jährige schien entschlossen, weiter Drogen zu nehmen und sich in zweifelhaften Bars herumzutreiben. Er hatte die Schule geschmissen, verkaufte Pot, lebte nur nachts, trug selbstverliebt eine dichte lange Mähne und schmückte sich mit vielen Armbändern. Im Sommer wie im Winter trug er schwarze Bermudashorts, eine schwarze Weste, schwarze Strümpfe und Stiefel mit Kappen. Der Therapeut hatte eine gute Beziehung zu Philippe entwickelt und vertraute ihm. Nun aber begann er ernsthaft an ihm zu zweifeln! Als sozusagen letzten Versuch stellt er ihm die aktuelle Situation aus seiner Sicht dar.

Therapeut: Philippe, ich möchte, dass wir einmal versuchen zu spielen, was zurzeit in deinem Leben abgeht.

Philippe: Das ist geil!

Therapeut: Nehmen wir mal die Wand hinter dir, sie verkörpert die Schule. Die Wand vor dir, das sind die Drogen und alles, was damit verbunden ist, die Außenseiterposition, die Illegalität etc. Also ich spiele jetzt mal deinen Vater. Er versucht, dich in Richtung Schule zu drücken. *(Der Vater bemühte sich sehr um seinen Sohn, aber ohne Erfolg. Der Therapeut sagt Philippe selbstverständlich nicht, wie er reagieren soll. Der Vorteil dieser Technik liegt gerade darin, dass der Klient sich ganz natürlich verhält und auf diese Weise wertvolle Informationen ans Licht kommen. Der Therapeut packt ihn und schiebt ihn in Richtung Schule, versucht, ihn an die hintere Wand zu drücken. Der Widerstand wird so stark, dass beide fast an der Wand landen, die die Droge verkörpert. Damit war die Übung beendet.)*

Therapeut: Aber Philippe, siehst du denn nicht, es ist nun so weit gekommen, dass du völlig auf die andere Seite gerätst. Wenn die eine Wand *(die der Schule)* für dich null Bedeutung hat, dann gerätst du an die andere *(die Wand der Droge)*! Warum willst du unbedingt dahin?

Philippe: Aber dahin will ich ja gar nicht. Ich will aber auch nicht gezwungen werden, in die Schule zu gehen!

Ohne es sich bewusst zu machen, drückt Philippe in eine Richtung, die der des Vaters diametral entgegengesetzt ist. In allen Physik-Büchern ist zu lesen, dass eine Kraft durch eine andere neutralisiert wird, wenn sie in die entgegengesetzte Richtung ausgeübt wird. Da Philippe mehr Kraft als sein Vater einsetzt, gerät er automatisch in Richtung Droge.

Die Übung war für Philippe sehr hilfreich. Er kam selbst darauf, wie er sich in die Außenseiterposition bringt und wie er in eine Richtung gerät, die er genauso wenig will wie sein Vater. Der Therapeut kam zu der Einsicht, dass die aufkeimenden Zweifel an seinem Klienten grundlos sind.

In der Folge wurden andere Möglichkeiten erarbeitet, wie Philippe der Richtung des Vaters etwas entgegensetzen und gleichzeitig eigene konstruktive Wege entwickeln kann. Er hat sich in einer Musikschule angemeldet, einen Fallschirmspringerkurs erfolgreich abgelegt und kam kürzlich von einem dreimonatigen Aufenthalt in Australien zurück, wo er in der Landwirtschaft Gemüse und Obst geerntet hatte. Dabei hat er Geld verdient und die Welt gesehen.

Um die Realität eines Klienten wirklich erfassen zu können, genügt es, wenn der Therapeut sich darin schult, in Bildern zu denken und sich diese konkret vorzustellen. Wie sonst kann er die Probleme und das Leben seiner Klienten richtig erfassen und reproduzieren?

Der beste Weg, dieses Verfahren bald einsetzen zu können, besteht darin, sich eine Liste von den Klienten zu erstellen, die regelmäßig bei Ihnen Rat suchen, oder eine Liste der häufigsten Themen und Probleme, die in Ihrer Arbeit vorkommen, und dazu Bilder zu entwickeln. Dann geht es darum, eine Dramaturgie aufzubauen, die es erlaubt, gemeinsam mit den Klienten deren Fragestellungen so einfach wie möglich zu inszenieren. Das Erlernen der Impact-Technik geht recht schnell, und es fällt nach und nach immer leichter, so zu arbeiten.

Sich im Kreise drehen

Häufig verwenden die Klienten sehr lebendige und bildhafte Ausdrücke, wenn sie zu erklären versuchen, wie sie sich fühlen. Es ist sehr zu empfehlen hier genau hinzuhören. Dieter sagte beispielsweise, er drehe sich seit einigen Monaten im Kreis. Der Therapeut nimmt das wörtlich.

Therapeut: Dieter, bevor wir unser Gespräch fortsetzen, möchte ich Sie bitten aufzustehen und sich einfach mal im Kreis zu drehen, während wir weiter miteinander sprechen.
Dieter: Wie bitte?
Therapeut *(steht auf und beginnt, im Kreis zu gehen, und fordert den Klienten auf, ihm zu folgen)*: Dieter, wie fühlen Sie sich dabei?
Dieter: Ich habe den Eindruck, als käme ich nirgendwo hin!
Therapeut: Spüren Sie dabei ein Gefühl der Schwere oder eher ein Gefühl der Leichtigkeit?
Dieter: Nein, ich spüre eher Desinteresse, Überdruss, Mattigkeit.
Therapeut: Denken Sie manchmal darüber nach, den Kreis zu verlassen? *(Beide gehen weiter im Kreis herum.)*
Dieter: Schon wenn ich daran denke, bekomme ich Angst. Ich bin erst 20 Jahre alt, habe die Schule vor knapp zwei Jahren geschmissen und fürchte, dass ich nichts mehr lernen kann.

Die Fragen werden viel detaillierter beantwortet, wenn der Klient sein Leben während des Gesprächs sozusagen als Szene erlebt. Man kann in dieser Dramaturgie auch Lösungen entwickeln. In unserem Beispiel versuchte Dieter, den Kreis zu öffnen, und bewegte sich in eine andere Ecke des Raumes. Danach kehrte er zurück und schilderte seine Eindrücke. Diese Übung erweist sich als viel eindrucksvoller und wirksamer als der rein verbale Austausch.

Schlussbemerkung

Es ist mein größter Wunsch, dass Ihnen dieses Buch die Grundgedanken der Impact-Therapie vermittelt. Es ist weniger eine Frage der Technik, sondern eine Frage der Haltung: eine Haltung der Authentizität, des Muts und der Einfachheit, ausgehend von der genauen Kenntnis und dem tiefen Respekt vor der menschlichen Natur. Ich habe häufig Kollegen getroffen, die ihren Beruf aufgeben wollten, weil sie glaubten, keine eigene Handschrift mehr einbringen zu können. Sie hatten sozusagen ihre Identität verloren, waren indifferent und gleichgültig geworden. Die Impact-Therapie gibt dem Therapeuten/der Therapeutin seine/ihre Emotion und Kreativität zurück. Ich bin nicht mehr nur der Therapeut XY, sondern ich bin Johanna, Richard, Daniela. Ich habe auch mehr als zwei Ohren und bin ein kluger, ideenreicher und besonnener Verbündeter, ein scharfsinniger Alliierter.

Wenn ein Verfahren vorgäbe, endgültige Antworten zu liefern, wäre es dogmatisch und würde die Fähigkeit zur Selbstkorrektur und damit seinen Entwicklungsauftrag verlieren. In der Psychotherapie gibt es noch sehr viel zu entdecken, um wirkungsvoll und mit dauerhaftem Erfolg zu behandeln. Daher ist es wichtig, sehr aufmerksam kleine Hilfsmittel zu entdecken, die unsere klinische Praxis bereichern können.

Das Projekt, ein Buch zu schreiben und langfristig und regelmäßig daran zu arbeiten, führte bei der Autorin zu einer gewissen Beschränktheit. Man verliert leicht den Überblick und hält sich mit Detailfragen auf. Um weitere Ausgaben dieses Buches zu verbessern, würde ich mich sehr freuen, Ihre Meinung zu hören, Ihre Kommentare zu erhalten und über Ihre Erfahrungen mit dieser Technik informiert zu werden. Ich danke Ihnen schon jetzt für Ihre Mitarbeit.

Ich möchte abschließend Richard Bandler zitieren, ein Kliniker, der mir sehr viel bedeutet und den ich wegen seiner großen Klarheit schätze: »*Es besteht ein Riesenunterschied zwischen dem Erwerben neuer Kenntnisse und dem Entdecken, was wir noch alles lernen können. Es ist der Unterschied, der einen Unterschied macht.*«

Literatur

Bandler, R. (2003): Kommunikation und Veränderung. Paderborn (Junferman).

Beaulieu, D. (2005): L'intégration par les mouvements oculaires. Barret-sur-Meouge (Éditions Le Souffle d'Or).

Beaulieu, D. (2004): Impact Techniques in the Classroom: 88 Activities to Engage Your Students. Wales (Crown House).

Beaulieu, D. (2003): Eye Movement Integration Therapy. Carmarthen (Crown House).

Beaulieu, D. (2002): Fascicules d'Impact en classe: activités éducatives pour développer toutes les intelligences (9 numéros). Québec (Éditions Académie Impact).

Beaulieu, D. (2001): Techniques d'Impact en classe. Québec (Éditions Académie Impact).

Beaulieu, D. (2000): Techniques d'Impact pour grandir: illustrations pour développer l'intelligence émotionnelle chez les enfants. Québec (Éditions Académie Impact).

Beaulieu, D. (2000): Techniques d'Impact pour grandir: illustrations pour développer l'intelligence émotionnelle chez les adolescents. Québec (Éditions Académie Impact).

Beaulieu, D. (2000): Techniques d'Impact pour grandir: illustrations pour développer l'intelligence émotionnelle chez les adultes. Québec (Éditions Académie Impact).

Beaulieu, D. (2000): Cures de rajeunissement pour vos relations sexuelles. Québec (Éditions Académie Impact).

Beaulieu, D. (1999): 100 trucs pour améliorer vos relations avec les enfants. Québec (Éditions Académie Impact).

Beaulieu, D. (1997): 100 trucs pour améliorer vos relations avec les ados. Québec (Éditions Académie Impact).

Berne, E. (2002): Spiele der Erwachsenen. Psychologie der menschlichen Beziehungen. Reinbek (Rowohlt).

Bottini, G., R. Corcoran, R. Sterzi, E. Paulesu, P. Schenone, P. Scarpa, R. Frackowiak a. C. Frith (1994): The role of the right hemisphere in the interpretation of figurative aspects of language. A positron emission tomography activation study. *Brain* 117 (6): 1241–1325.

Brownell, H. H., T. L. Simpson, A. M. Bihrle, H. H. Potter, H. Gardner (1990): Appreciation of metaphoric alternative word meanings by left and right brain-damaged patients. *Neuropsychologia* 28 (4): 375–383.

Calvert, G., M. Brammer, E. Bullmore, R. Campbell, S. Iversen, a. A. David (1999): Response amplification in sensory-specific cortices during cross-modal binding. *Neuroreport* 10 (12): 2619–2623.

Calvert, G., R. Campbell a. M. Brammer (2000): Evidence from functional magnetic resonance imaging of crossmodal binding in the human heteromodal cortex. Curr. Biol. 10 (11): 649–657.
Calvert, G., P. Hansen, S. Iversen a. M. Brammer (2001): Detection of audio-visual integration sites in humans by application of electrophysiological criteria to the BOLD effect. *Neuroimage* 14 (2): 427–438.
Calvert, G. A. (2001): Crossmodal Processing in the Human Brain: Insights from Functional Neuroimaging Studies. *Cereb. Cortex* 11 (12): 1110.
Ellis, A. (2003): Training der Gefühle in der Partnerschaft. München (MVG)
Erickson, M. H., E. L. Rossi, S. L. Rossi, S. L. (1998): Hypnose. Induktion, Psychotherapeutische Anwendung, Beispiele. Stuttgart (Klett-Cotta), 5. Aufl.
Faust, M. a. S. Weisper (2000): Understanding metaphoric sentences in the two cerebral hemispheres. *Brain Cogn.* 43 (1–3): 186–191.
Grady, C. L., A. R. McIntosh, M. N. Rajah, a. F. I. M. Craik (1997): Neural correlates of the episodic encoding of pictures and words. PNAS 95 (5): 2703–2708.
Goulding, R. u. M. (1999): Neuentscheidung. Ein Modell der Psychotherapie. Stuttgart (Klett-Cotta).
Isnard, G. (1990): L'enfant et sa mémoire. Paris (Mercure de France).
Jacobs, E. (1994): Impact Therapy. Odessa, FL (Psychological Assessment Resources).
James, M., D. Jongeward (1978): Spontan leben. Übungen zur Selbstverwirklichung. Reinbek (Rowohlt).
Kotler, P. (2003): Marketing Insights from A to Z. New York (Wiley).
Maslow, A. (2002): Motivation und Persönlichkeit. Reinbek (Rowohlt).
Moreno, J. (2001): Psychodrama und Soziometrie. Köln (Ed. Human. Psychologie).
Perls, F. (1976): Grundlagen der Gestalttherapie. München (Pfeiffer).
Rosen, S. (1994): Die Lehrgeschichten von Milton Ericson. Salzhausen (ISKOpress).
Rossi, E. L. (1995–1998): Gesammelte Schriften von Milton H. Erickson. Heidelberg (Carl-Auer).
Roy, É. e. D. Beaulieu (2003): Techniques d'Impact au préscolaire. Québec (Éditions Académie Impact).
Satir, V. (1997): Familientherapie in Aktion. Paderborn (Junfermann).
Smith, H. (1996): Mes valeurs, mon temps, ma vie. Montréal (Un Monde Différent).
Trout, J. a. S. Rivkin (1999): Die Macht des Einfachen. Warum komplexe Konzepte scheitern und einfache Ideen überzeugen. Wien (Ueberreuter).